国家癌症中心肿瘤专家答疑丛书

食管癌
患者护理与家庭照顾

董碧莎◎丛书主编
黄进丰◎主编

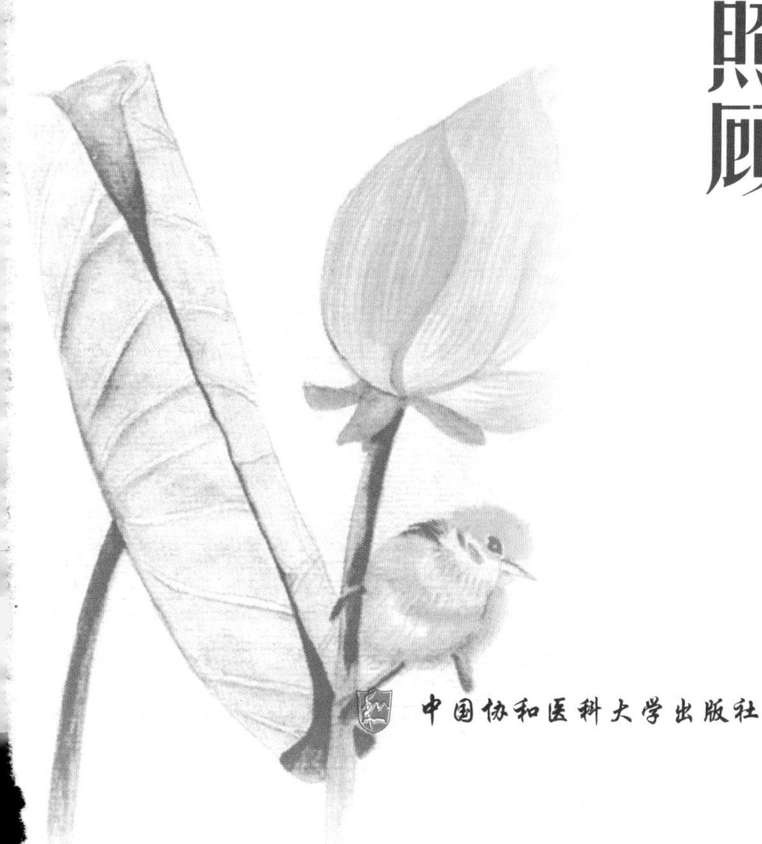

中国协和医科大学出版社

图书在版编目（CIP）数据

食管癌患者护理与家庭照顾／黄进丰主编. —北京：中国协和医科大学出版社，2016.6

（国家癌症中心肿瘤专家答疑丛书）

ISBN 978-7-5679-0526-9

Ⅰ.①食… Ⅱ.①黄… Ⅲ.①食管癌-护理 Ⅳ.①R473.73

中国版本图书馆 CIP 数据核字（2016）第 059442 号

国家癌症中心肿瘤专家答疑丛书

食管癌患者护理与家庭照顾

主　　编：黄进丰
责任编辑：顾良军

出版发行：中国协和医科大学出版社
（北京东单三条九号　邮编 100730　电话 65260378）
网　　址：www.pumcp.com
经　　销：新华书店总店北京发行所
印　　刷：中煤（北京）印务有限公司

开　　本：710×1000　1/16 开
印　　张：15
字　　数：150 千字
版　　次：2016 年 12 月第 1 版
印　　次：2018 年 12 月第 2 次印刷
定　　价：60.00 元

ISBN 978-7-5679-0526-9

国家癌症中心肿瘤专家答疑丛书

编辑委员会

国家癌症中心肿瘤专家答疑丛书

食管癌患者护理与家庭照顾

主　编：黄进丰

副主编：朱　珍

编　者（按姓氏笔画排序）：

于　媛　马　兰　王　宇　乔涌起

任夏洋　刘金英　刘清峰　毕　楠

闫加庆　张秋爽　李　宁　李国辉

杨　梅　杨芳宇　邹小农　周海燕

贾　贝　顾玉南　董碧莎　蒋顺玲

前　言

由于癌症已经成为我国常见病、慢性病，有关癌症的预防、治疗和康复等问题涉及越来越多的人群，人们希望得到相关的专业知识，以降低癌症对健康的威胁，减轻癌症对患者身体的损害，尤其是患者及其亲属更希望能够提高治疗效果，使患者早日康复。对于治疗中、治疗后的患者，在与癌症长期的斗争中如何给予他们更多地帮助，是在战胜癌症过程中贯穿始终的重要问题。长期持续的护理、细心科学的照顾，对提高癌症患者的治疗效果、尽早康复或带瘤生活都发挥着积极有效的作用。为此，我们编写了这套丛书，希望能够帮助患者及亲属掌握一些专业知识和技能，为患者在日常工作、居家生活时进行科学有效的服务。

《国家癌症中心肿瘤专家答疑丛书》（以下简称“丛书”），是专门应对癌症治疗和侧重于癌症护理的科普读物。由中国协和医科大学出版社于2014年出版的《国家癌症中心肿瘤专家答疑丛书》——《应对×癌专家谈》，共18个分册，主要侧重于癌症的临床治疗、康复和预防。继而国家癌症中心再次组织肿瘤专家编写了新的分册——《×癌患者护理与家庭照顾》，包括鼻咽癌、喉癌、甲状腺癌、肺癌、食管癌、乳腺癌、胃癌、结直肠癌、膀胱癌和宫颈癌，共10个分册，主要侧重于癌症患者的护理、照顾与膳食。《×癌患者护理与家庭照顾》比较系统地介绍了癌症检查、治疗、康复过程中的护理知识，以及家庭亲友如何对癌症患者更加专业的照顾，是对《应对×癌专家谈》的补充和完善。《应对×癌专家谈》侧重于医疗方面，《×癌患者护理与家庭照顾》侧重于护理方面。

新编分册包括肺癌等十种疾病，每种疾病内容独立成册。编者根据临床工作中患者、患者亲属常常提出的问题，设置了治疗与护理篇、营养与饮食篇、用药篇、心理帮助篇、功能康复篇、日常生活与复查篇等六个部分。丛书以问答形式与读者交流，读者通过目录查找到问题后，就可在书中找到答案。由于对患者护理、照顾的基本原理的一致性和方式上有许多相通，所以不同单册书中的内容也有相同部分，但对于不同癌症的不同治疗护理、照顾都在每一册书中进行了详尽介绍。合理的营养与膳食对增强患者机体的抵抗能力、完成治疗方案、提高治疗效果发挥着重要的作用。根据读者的需求，丛书中的营养部分为患者提供了一些常用的食谱，供患者参考选择。癌症，无论对患者本人还是对于患者家庭都是信心和意志的一个考验，因此，在治疗康复过程中，不可忽视的重要内容是将不断坚定战胜癌症的信心、增强与疾病斗争的意志，作为一项治疗内容同步进行。丛书中的“心理帮助篇”，希望为患者提供一些心理疏导，对患者改善心理状态有所帮助，真诚地希望患者能够尝试书中介绍的方法，积极应对疾病。

丛书的编者是国家癌症中心长期从事一线工作的医生、护士和药学、营养及其他专业的医务工作者，他们将专业知识与实践中积累的经验相结合，秉承科学、严谨、专业特点突出的原则，对丛书的内容、文字反复提炼、细心修改，力求实用、通俗易懂，能够给予读者最实际的指导和帮助。在丛书的编写过程中，编写者都是在繁忙的工作之余，抽出休息时间进行创作，尤其编者中许多是从事护理工作的骨干，她们在每天 24 小时倒班的空隙中挤出时间按时完成书稿的编写，充分表达了她们对患者的真挚爱心。刘金英老师承担了“营养与饮食篇”的编写，精益求精反复修改；李国辉主任组织编写了“用药篇”，编者们用十个月的时间便完成了全部书稿的编写，通过此书将医疗护理工作从医院延伸到了社会、家庭。在此，对他们辛勤的付出表示诚挚的感谢。非常感谢首都医科大学的杨芳宇教授，应邀编写了“心理帮助篇”，运用心理学原理给予患者提供帮助。还要特别感谢孙桂兰、岳鹤群、田守光三位老师，他们的抗癌经验、与病魔斗争的精神，为我们树立了榜样。在丛书编写过程中，策划编辑张平主任，建立微信群、收发书稿，全方位联系参编部门及人员，并参与了公共部分内容的修改，在每一个环节上都付出了艰辛劳动，对她为本套丛书出版做出的贡献致以衷心的感谢。丛书顺利与读者见面，还要感谢中国协和医科大学出版社吴桂梅主任带领的编辑团队，是她们的工作将丛书尽快送到了读者的手中。

作为科普读物，丛书在内容的收集、语言的使用等方面还存在着许多不足，敬请读者多提宝贵意见。

最后，为了更加美好的明天，我们将永不言弃。

董碧莎

2016 年 10 月 15 日

目　录

一、治疗与护理篇

◎外科治疗及护理

◎内科治疗及护理

◎放射治疗及护理

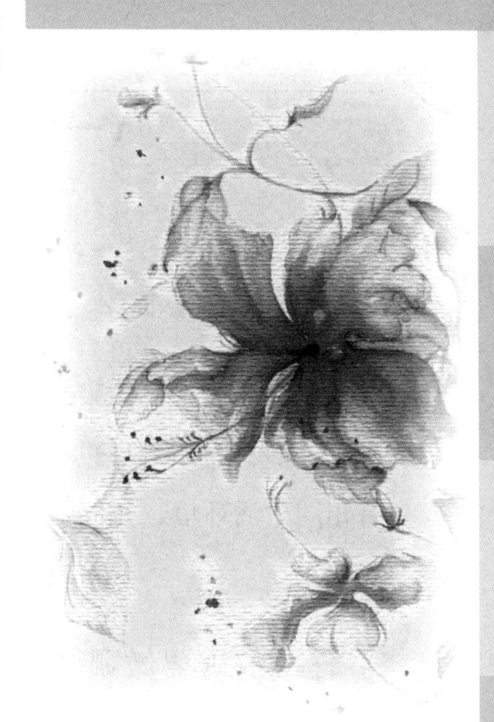

（一）外科治疗及护理

1. 食管癌传染吗?

食管癌是不会传染的。癌细胞是由正常细胞转变而来，不具有传染性，但如果身边有人罹患食管癌，患者的亲属以及患者具有相同生活环境、相同饮食习惯的人群均需提高警惕。

2. 住院前需要做哪些物品准备?

建议患者提前咨询病房，做好准备。大体来说需要：①弄清楚医院是否提供一次性饭盒和筷子，否则需自备餐具。医院都会提供暖壶，患者自备水杯即可；②毛巾、肥皂、牙刷、牙膏等洗漱用具按需备齐，良好的卫生习惯对术后顺利康复是有帮助的；③备好防滑拖鞋，舒适的同时又可预防跌倒的发生；④出于防火安全的考虑，医院不让使用高功率电器，手机充电是被允许的，但应远离氧气等助燃或其他易燃、易爆物品。

3. 住院后为什么要戴腕带?

腕带是协助医护人员在检查、治疗、给药、护理前对患者进行身份识别使用。医院里患者数量多，佩戴腕带有助于医护人员迅速识别患者身份，提升工作效率及准确性，防止出现医疗差错，保证患者安全、及时、准确接受治疗和护理。住院期间腕带需 24 小时佩戴，佩戴部位如有不适需及时向医护人员反应。

4. 医生护士治疗给药时为什么总问患者姓名?

询问患者姓名，是查对制度落实的要求；结合使用腕带，可帮助医护人员准确识别患者身份，保证患者得到准确的检查、治疗、给药和护理。

5. 手术前为什么要戒烟? 戒烟多久才能手术?

术前尽早戒烟主要有以下三个理由：

（1）预防并发症：并发症是指疾病在发展过程中，或在治疗护理过程中，患者发生了与本疾病相关的一种或几种疾病。食管癌患者术后可能会发生的并发症有肺部感染、静脉血栓等，吸烟会促使发生这些并发症。吸烟使患者痰液增多，降低气管上皮内纤毛摆动能力，降低人体的排痰能力，这些因素都会导致痰液淤积在肺内，有可能会导致肺部感染。吸烟会降低血流速度，收缩毛细血管，增加血小板凝聚能力，使体内具有清除组织脂质和抗动脉粥样硬化作用的载脂蛋白的水平下降，这些都会促进静脉血栓的形成。血栓一旦形成，不仅对发生血栓的局部组织会有影响，有可能出现不适甚至缺血坏死。血栓还有可能脱落，随血液循环运输到重要器官，引发生命危险，如脑血栓、肺栓塞等。

（2）吸烟会影响药物代谢及疗效：吸烟者药物代谢与排泄速度比不吸烟者快，所以吸烟会影响药物正常发挥作用，如术后可能会用到的解热镇痛药、平喘药、镇静药、降压药、抗心律失常药物等。此外，吸烟还会降低镇痛药的疗效。

（3）影响营养摄入：术后合理进食、保证营养摄入对患者康复十分重要。吸烟会使人食欲下降、胃肠道血管收缩，影响患者进食及营养吸收，有碍于摄取必需的营养物质。

理论上最好戒烟 2~4 周后再接受手术，越早戒烟对身体越有益。

6. 为什么要限制探视？

（1）预防感染：患者术后抵抗力相对降低，易发生继发感染，正常人身上的菌群此时对患者来说是很大的威胁。①呼吸道和伤口感染：过多外来人员的探视会增加空气中的细菌和病毒数量，易使患者呼吸道和伤口发生感染。一旦发生感染，可能会使

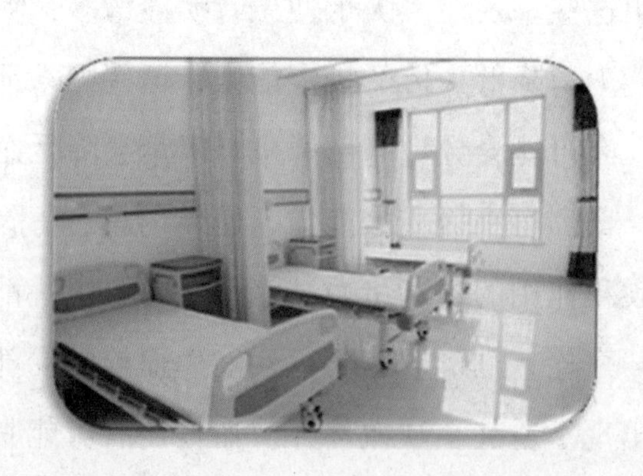

病情迁延不愈甚至威胁生命，造成不必要的痛苦和损失。需要注意的是，应谢绝近期有上呼吸道感染或发热的家属探视；②消化道感染：探视人员带来的食物也许清洗、消毒不够，可能造成患者感染性腹泻。探视人员如洗手意识不强，对患者进行抚摸、握手，或用不洁的手拿取食物等都会对患者造成感染。

（2）保证术后患者活动和休息：术后患者需进行有计划的术后锻炼，探视人员势必会打扰患者的术后锻炼，影响患者的恢复进程。探视人员可能会影响患者的休息，无法让患者的疼痛和疲劳得到有效缓解。探视人员还有可能打扰其他患者的休息。

7. 住院后为什么要预防跌倒?

跌倒是住院患者及老年人最常发生的意外事件之一。跌倒后通常会造成擦伤、挫伤、瘀青或血肿，严重时会导致骨折、脑震荡甚至昏迷。若对跌倒有正确认识，将可减少跌倒的机会。

8. 住院后如何预防跌倒的发生?

（1）为减少跌倒发生的概率，请于夜间 9 点后减少水分摄取，并于睡前如厕，以减少夜间如厕的机会。

（2）下床前先于床上坐起，待无不适后再下床，再无不适后才行走。

（3）当患者身体有以下情况时，易发生跌倒，需特别注意：①当血压不稳时：注意是否有头晕、疲倦感、呕吐等症状；②当有视物模糊或光线不良时；③当下肢无力、肢体活动功能障碍时；④当血红蛋白（俗称血色素）低时：注意是否有头晕、无法站立、疲倦感、虚弱等症状。

（4）若身体衰弱，无力站立或眩晕时，不要坚持下床，可在床上使用便器。患者需要任何协助却无家属在身旁时，需立即通知护士。

（5）地面湿滑请告诉相关人员，以防不慎跌倒。

（6）物品请收于柜内，以保持走道宽敞。摇床的把手用毕要及时收回，以免将患者绊倒。

（7）如床档拉起，需下床应先将床档放下来，禁止翻越。

（8）若衣裤太大时，请更换合适的衣裤或将裤脚卷起。

（9）应穿防滑鞋，切勿光脚走路。

（10）如厕时有紧急事故，请按厕所内红灯告知护士。

9. 手术前要做哪些血液检查？有哪些注意事项？

一般来说，手术前要做以下血液检查，主要目的如下：

（1）血型：手术备血配型用。

（2）血常规：是最基本的血液化验项目，检查身体是否有感染、贫血或血液疾病等问题，主要包括白细胞、红细胞、血小板、血红蛋白（血色素）等。

（3）生化：包括肝功能、肾功能、血液电解质、血糖和血脂等。

（4）凝血：检验有无凝血功能异常。

（5）病毒指标：包括乙肝、丙肝、梅毒、艾滋病等项目，为手术做准备。

（6）肿瘤标志物：对疾病的早期诊断及预后评估有一定参考意义。

血标本采集注意事项包括：

（1）采血前一天晚上，避免吃油腻的食物，午夜12点后禁食禁水。

（2）采血后需按压止血棉签至少5分钟，不要捻动棉签以免皮下淤血。如果针眼周围青紫，24小时后可做热敷。为避免感染，24小时内不要让针孔沾水。

10. 手术前为什么要查尿常规？有哪些注意事项？

尿常规化验包括尿的颜色、酸碱度、红细胞、白细胞、管型、蛋白质、比重等，是对肾脏功能的初步检查。尿标本留取时需注意：

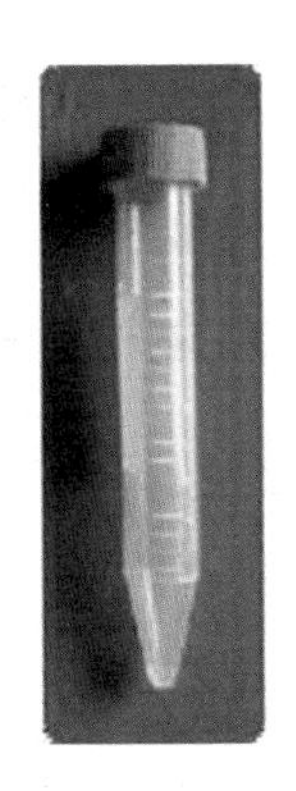

（1）晨起第一次小便，留取不少于10毫升中段尿，放入护士发给患者的尿标本容器中，留尿后放于指定区域。

（2）女性患者应避开月经期，防止阴道分泌物混入尿液中，影响检查结果。

11. 手术前为什么要做心电图检查？有哪些注意事项？

心电图用于检查心脏情况，显示心脏跳动的速率、节律等。

心电图检查需要注意：

（1）检查前不能吃得或喝得太多，不要抽烟，检查前需要平静休息20分钟。

（2）检查时要平躺，全身肌肉放松，平稳呼吸，保持安静，切勿讲话或移动体位。

（3）如正在服用洋地黄、钾盐、钙类及抗心律失常药物的患者，需将这些情况告诉医生以利于诊断。

12. 手术前为什么要做肺功能检查？有哪些注意事项？

手术前需要对肺的通气功能、换气功能和弥散功能进行检测，用以评估患者对手术的耐受程度。进行肺功能检查需要注意：

（1）检查前勿剧烈运动。

（2）检查时尽可能含紧口嘴，保证测试过程中不漏气；尽可能配合操作者口令，及时做呼气和吸气动作。

13. 手术前为什么要拍X线胸片？有哪些注意事项？

胸片检查也叫胸部X线检查或胸部正侧位检查，用于检查胸廓（包括肋骨、胸椎、软组织等）、胸腔、肺组织、纵隔、心脏等大体形态。进行X线胸片检查需注意：

（1）胸口口袋内勿放硬币、手机；颈部除去项链等饰品。

（2）女性患者请脱去带金属托的胸罩及有子母扣的衣裙。

（3）怀孕患者请告知医生。

14. 手术前为什么要做腹部超声检查？有哪些注意事项？

腹部超声的目的是对肝、胆、脾、肾等进行检查，查看相应脏器有没有出现转移，或有无其他问题，是判断能否进行手术治疗的检查措施。超声检查前 4 小时不能吃任何食物，但可喝白开水或矿泉水。上午检查腹部者，当日清晨禁食；下午检查腹部者，中午禁食。

15. 手术前为什么要做 CT 检查？有哪些注意事项？

手术前要做胸部 CT 检查，目的是对胸壁及胸腔内脏器、大血管进行显像，有助于对疾病的诊断和手术方式的选择。做 CT

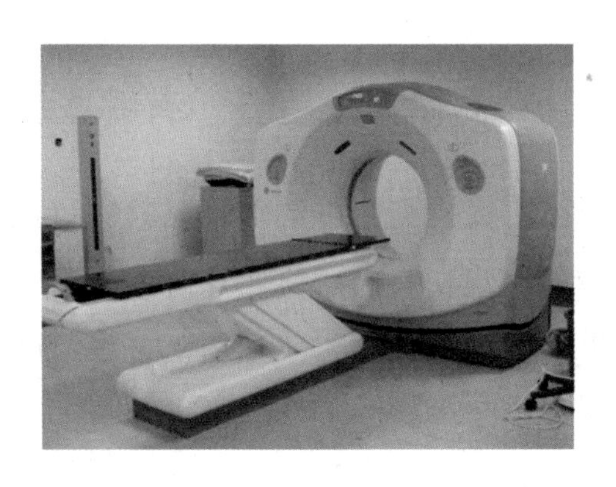

检查前需禁食 4 小时，可以饮水。检查前 1 周内不要做钡造影及钡灌肠。

16. 手术前为什么要做上消化道造影检查？有哪些注意事项？

造影检查可以发现食管黏膜的中断和破坏，是食管癌早期诊断的重要手段，方法简便，患者痛苦小。行造影检查需注意：

（1）检查当日清晨禁食禁水。

（2）造影与 X 线胸片同日进行，需先行拍片，再行造影。

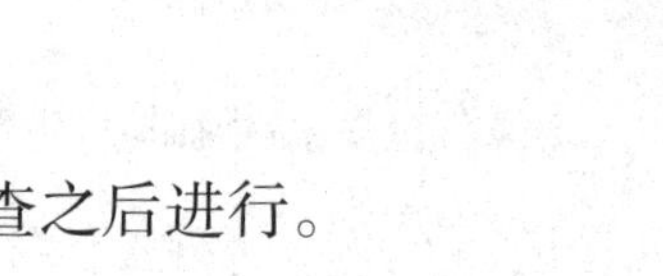

（3）造影与 X 线胸片、彩色多普勒超声检查同一天进行，顺序为：X 线胸片、彩色多普勒超声检查、造影。

（4）造影需安排在 CT、腔镜等检查之后进行。

17. 手术前为什么要做胃镜检查？有哪些注意事项？

胃镜，即纤维胃镜检查，可对食管黏膜进行观察，直视病变部位，并通过刷检细胞和病理活检切片协助诊断。本检查属侵入性操作，会给患者带来一定的不适，请患者提前做好准备，检查前 6 小时禁食、禁水。

18. 食管手术为什么要做气管镜?

气管镜，即纤维支气管镜检查。当病变在胸上段或颈段时，在做胃镜检查的同时亦需要做纤维支气管镜检查，以观察气管、支气管有无受侵。气管镜对疾病的诊断及手术方式的确定有重要意义。

19. 接受结肠代食管手术的患者如何配合术前肠道准备?

一般来说，术前 3 日开始需进少渣流食或半流食，避免食牛奶，同时为补充能量，会静脉输液。术前 1 日，需禁食禁水，医生会开复方聚乙二醇电解质口服进行准备，充分清洁肠道，保证手术顺利进行，服用方法请遵医嘱。服药需注意：①服药前 4 小时禁食，服药期间需走动，不宜平卧；②服药后约 1 小时，肠道运动加快，可能会感觉腹胀或不适；③若产生严重症状，可加大间隔时间或暂停给药。待症状消除后继续服药至排出水样便；④服药间隔时间不能太长。

20. 备皮是怎么回事?

备皮就是医护人员使用一次性备皮刀，像男士剃胡须那样，为患者刮去手术一侧腋下、胸壁、背部等手术区域的浓密体毛，预防术后切口感染。

21. 术前配血是怎么回事?

术前配血是由护士抽取患者静脉血 4~5 毫升送至血库，血库对血样进行交叉配血试验，提前为患者准备出一定量的备用血液，以备术中术后出血时紧急输注。抽血前无需禁食禁水，抽取的血样血量不到人体总血量的千分之一，抽取过程与普通抽血静脉血一样。

22. 医生护士所谓的术后第 1 日指哪天?

按照现行医疗护理行业习惯，手术当天不计算在术后天数之内，所以医生护士口中所谓的术后第 1 日是指手术次日。例如：患者 7 月 1 日进行手术，7 月 2 日为术后第 1 日，此后以此类推。

23. 什么是应召液?

当患者不是当日接受第 1 台手术时，医生会为患者开具应召液，由护士进行输注。应召液的目的是补充因禁食禁水时间较长而造成的体液不足。如果应召液输完仍未接受手术，医护人员会评估患者预计等待时间与体液需求，必要时再行继续输注。

24. 使用心电监护仪的目的是什么？

患者手术后回病房，护士都会给其接好心电监护仪各导线。通过对循环、呼吸系统的监测及综合分析，及时掌握患者心脏功能与呼吸状态，保证治疗安全。

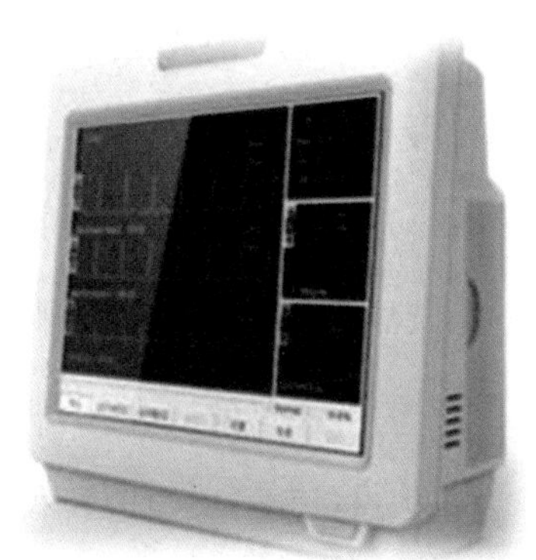

心电监护仪主要监护项目及目的为：

（1）心率/心律：心脏跳动的速率及节律。一般通过左右肩部及腹部3个电极片连接心电导线进行监测。

（2）血氧饱和度：通过套在手指端的传感器监测血液中氧气含量，是呼吸循环系统的重要生理参数。

（3）无创血压：监测血压变化。如同日常测量血压通过袖带监测。

（4）呼吸：呼吸频率的监测。与心率/心律共同通过接电极片的导线监测。

行心电监护的患者需注意以下内容：

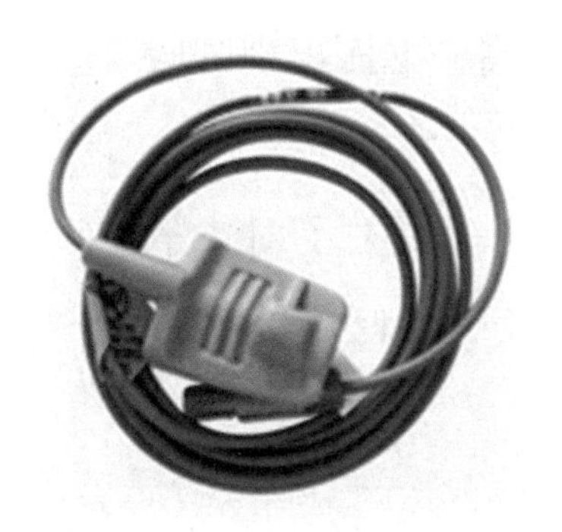

（1）请勿将私人物品放置于心电监护仪上，注意勿让液体流入机器内部。

（2）导线勿折叠、受压、踩踏。

（3）非医务人员禁止操作心电监护仪。

25. 术后吸氧有哪些注意事项?

食管癌术后患者吸氧，不仅为了改善和预防缺氧症状，也起到预防心律失常的作用。在吸氧的过程中需要注意：

（1）请不要随意调节氧流量，若出现咳嗽、恶心等症状请及时通知护士。

（2）注意不要将氧气管路打折，影响吸氧的效果。

（3）吸氧不影响患者进食。

（4）氧气属助燃气体，在吸氧过程中要注意防火、防热、防油，请不要在床头气体带上使用自用电器，以防电线短路引起火花烧伤患者。

（5）如离床活动不吸氧时，及时关闭氧气。

26. 吸氧是不是流量越大越好?

不是。氧流量过大会引发以下并发症：

（1）氧中毒：胸骨后不适、疼痛、灼热感，继而出现呼吸频率增快、恶心、呕吐、烦躁、干咳。

（2）肺不张：吸入肺泡的氧气被血液迅速吸收，引起吸入性肺不张，可烦躁，呼吸、心率加快，血压升高，继而出现呼吸困难、发绀、昏迷。

（3）呼吸抑制：吸入氧浓度过高，呼吸中枢失去了对二氧化碳的敏感性，解除了缺氧对呼吸的刺激作用，使呼吸受到抑制，甚至停止。

27. 为什么进行雾化吸入治疗？

雾化吸入是将含有药物的溶液经过雾化吸入器加以气化，气化为可吸入的雾状小液滴，随患者呼吸送入气道和肺部的一种给药方式。根据使用药物的不同，雾化吸入治疗有湿化气道、稀释痰液、减轻气道痉挛、减轻气道黏膜水肿、减轻气道炎症的作用。

28. 雾化吸入治疗需要注意些什么？

一般从手术次日晨开始，每天 3 次，每次 15～20 分钟。雾化吸入过程中应采用鼻吸口呼的方法，尽量深呼吸。因为只有深呼吸才有可能将药液深深吸入肺内，到支气管、细支气管，稀释远端痰液。如果仅仅是浅呼吸，吸入的药雾到喉部便被吐出，无法起到雾化吸入稀释痰液、湿润气道的作用。同时，雾化吸入过程中要避免管道打折，以免空气压力过大导致管路崩开。雾化吸入后是咳痰的最好时机，因为痰已经被稀释，并且松动，比较容易咳出。如不及时咳出，膨胀的痰液有可能加重气道狭窄甚至阻塞。雾化吸入过程中若出现咳嗽、气促等症状时应及时通知医护人员。

29. 术后要一直平躺在床上吗？

术日，患者麻醉未清醒前应去掉枕头平卧，头偏向一侧，以避免误吸呕吐物、分泌物导致或窒息。患者神志清醒、血压平稳后，医护人员会给予垫枕头并抬高床头30度。术后第1日起，建议采取坐位、半坐卧位，以促进患侧肺组织扩张，利于胸腔积液引流。此外患者取半卧位时，可稍左右侧身，以不压折胸管、不妨碍胸腔积液引流为原则。侧身时间不宜过长。

30. 如何看待术后疼痛？

食管癌手术后疼痛是无法完全避免的现象。疼痛本身是一种保护机制，以制约患者的活动以免遭受许多可以避免的不良后果，但开胸术后切口疼痛往往会影响患者做有效咳嗽、活动等必要的术后锻炼从而影响患者的恢复。疼痛也可能会影响休息，患者得不到有效休息会影响到体力和精力的恢复。如何处理疼痛、保证有效休息是术后患者必须面对的问题。手术切口、引流管路、术后锻炼、精神紧张都可能引发或加剧痛感。

31. 如何应对术后疼痛？

一般来说，食管癌术后应对疼痛的主要方法包括：

（1）转移注意力：看书、听广播、听音乐、写字、聊天、看电视来分散注意力。

（2）镇痛泵：术前可根据自己意愿跟麻醉师探讨安置镇痛泵，镇痛泵是持续供应镇痛药物的。

（3）注射或口服镇痛药物：疼痛难耐或因疼痛无法睡眠时

可告知医护人员，护士会遵医嘱给患者使用镇痛药物。

需要注意的是：

（1）不要因疼痛而拒绝锻炼，否则会因为呼吸道感染等并发症增加患者痛苦、延长住院时间及增加住院费用。

（2）不要让疼痛影响休息，有效休息会缓解疲劳，促进患者体力和精力的恢复。

32. 术后为什么要咳嗽？

食管癌术后，术侧肺组织因手术影响了胸腔内负压而不能膨胀。为促使肺组织尽快复张，排除胸腔内残留的气体、液体，改善肺部通气，术后第 1 日起患者即需要进行主动地咳嗽锻炼。

33. 术后为什么要叩背？怎么叩背？

叩背是通过胸壁震动气道，使附着在肺、支气管内的分泌物脱落，通过患者咳嗽排出体外，从而预防肺部感染的发生。叩背时手指并拢，手背隆起，手指关节微屈（右图），利用腕部的力量，由下至上，由两侧到中央，有节律地叩击患者背部持续 5～10 分钟，频率为每分钟 100～200 次。叩背需避开肩胛骨、脊柱，最好在雾化吸入后进行，效果更好。

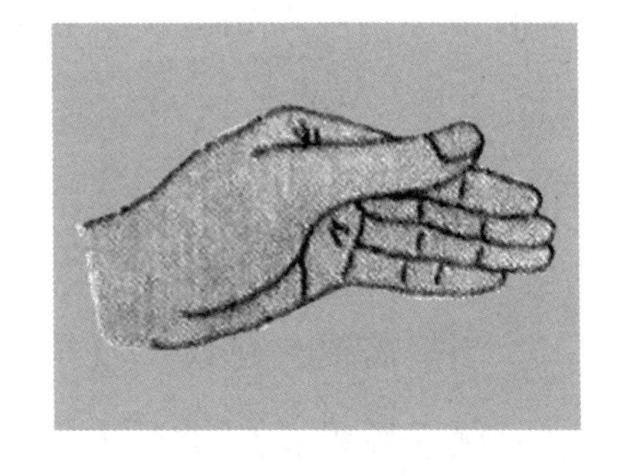

34. 痰液是如何产生的?

气管和支气管每天都在分泌液体，用来湿润黏膜和粘住空气中的灰尘和微生物，每天大约会产生 100 毫升左右的液体，这就是痰。痰产生后，气管黏膜上皮细胞上的纤毛不断向外摆动，将痰液向咽喉方向运送，我们可能在自己都没有察觉的情况下“清清嗓子”，将痰液咽下，又咽到胃里。食管癌术后，主动咳嗽咳出来的痰液一般比较黏稠，建议吐出，不要轻易咽下去。

35. 术后需要保暖吗?

为预防切口感染，一般手术室内温度为 20~25℃。患者手术结束返回病房时体表温度略低，此时可通过盖被等保暖手段使患者体温回升。体温回升后，保暖措施不是一成不变的，需根据室温变化调整，以患者身体不出汗为宜。夏季天气炎热，必要时需使用空调降低室内温度。过度保暖会造成患者大汗，体液丧失过多，皮肤潮湿也是压疮发生的高危因素，此外过于潮湿的体表环境对手术切口的愈合是不利的。

36. 术后很长一段时间不能吃东西，还需要刷牙吗?

当然需要！建议每日早晚刷牙两次。因为口腔和食管相连，食管癌术后患者如果不注意口腔清洁，口腔内的细菌有可能进入食管，并在伤口部位停留繁殖，造成感染。不进食，患者也需要刷牙，去除附着在牙齿表面的黏液，清洁口腔。此外，医护人员鼓励患者自行刷牙，也是提高患者自理能力，有效促进术后上肢活动的方法之一。

37. 胸管是怎么回事？需要注意些什么？

食管癌术后一般都会留置胸腔闭式引流管，即胸管。胸管一端留置在胸腔内，另一端接到胸瓶，用以排出胸腔内的多余气体和液体，促进肺复张，预防肺部感染。胸管留置期间需注意：

（1）翻身或活动时注意不要让管路脱出、移位。

（2）不要使管路打折受压，以利于引流。

（3）一定要保证胸瓶的液面低于患者伤口位置，处于直立位防止引流物又逆流回去引起感染。

（4）不要自行更换胸瓶或夹闭、开放胸管，胸腔内是一个密闭的负压系统，避免空气进入胸腔。

（5）如果胸瓶满了，或胸腔积液的色、量发生改变要及时通知护士。

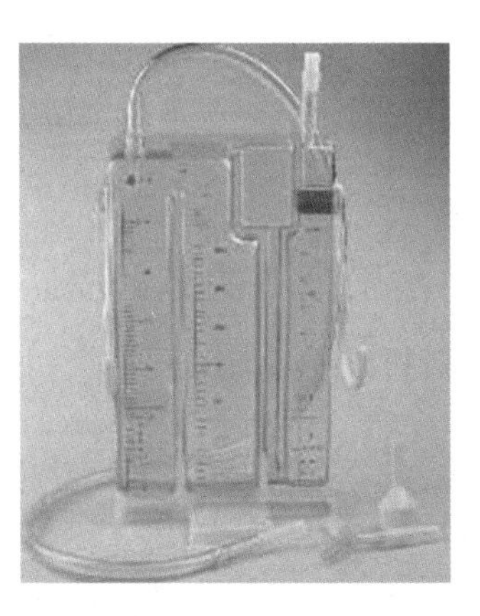

（6）放置引流管的患者仍可以在他人的帮助下适当活动，活动时适当放松引流管，以免牵拉，卧床后再用别针固定于床上。

（7）如果不小心将胸管拔出，要第一时间先捂住伤口避免气胸的发生，再呼叫医护人员处理。

38. 胃管是怎么回事？需要注意些什么？

胃管是由鼻孔插入，经由咽部，通过食管到达胃部，起到胃肠减压的作用。所谓胃肠减压是利用负压吸引和虹吸的原理，通过胃管将积聚于胃肠道内的气体及液体吸出，可减低胃肠道内的压力和膨胀程度，减轻吻合口张力。留置胃管期间需注意：

（1）留置胃管会使鼻咽部产生不适，可多做深呼吸，积极适应，请勿自行拔管或调整管路。

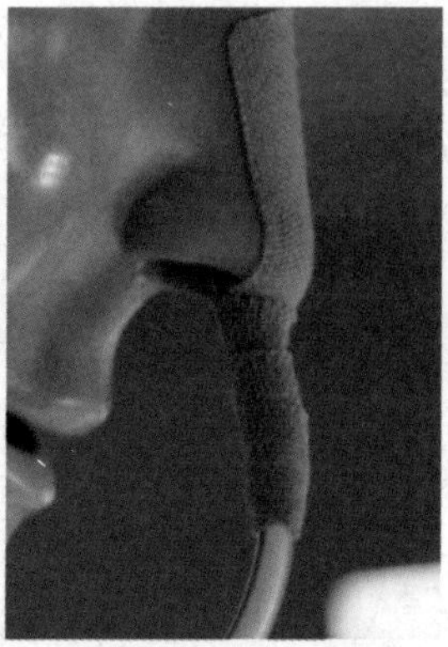

（2）胃管需妥善固定，翻身时避免牵拉；坐起时需先解除负压吸引鼓并放置腹部，再坐起，避免牵拉。

（3）为保证有效引流，避免胃管打折受压。

（4）为保证有效负压，请勿自行开启负压引流鼓，若引流鼓满了，或颜色、量发生改变要及时通知护士。

（5）保证固定胃管的鼻贴胶布有效粘贴于患者的鼻部皮肤上，洗脸时注意避免打湿鼻贴。如出现鼻贴打湿或因鼻部油脂过多导致鼻贴松动，需及时请医护人员处理。

（6）加强口腔清洁，每日早晚刷牙。

39. 尿管是怎么回事？需要注意些什么？

尿管，顾名思义引流出来的是尿液。胸外科手术时间长，为防止麻醉后手术中尿液留出污染手术台，同时术后患者需有一段时间卧床或下床不方便，留置尿管可有效帮助患者满足排尿的需求。没有泌尿系统疾患的患者，术后医护人员会根据病情尽早拔除尿管，使患者恢复到正常的排尿状态。尿管保留期间注意事项：

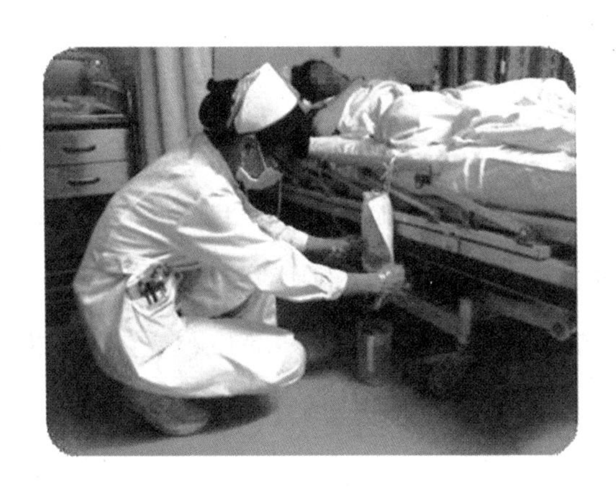

（1）保持尿道口清洁，特别是女性患者。

（2）保持尿管通畅，在翻身、活动时，防止受压、扭曲、脱出。

（3）下床活动时，尿袋需低于臀部，防止尿液逆流。

（4）如有不适或尿液颜色异常，需及时告知医护人员。

40. 什么是外周静脉留置针？有了留置针需要注意什么？

留置针又称套管针，由一根软管留置在患者外周静脉内，具有减轻患者痛苦、保护血管、方便使用等优点。在每次输液结束后，护士会使用肝素盐水为患者封管，目的是使套管内充满抗凝的液体，防止血凝块堵塞套管，方便下次使用。一般留置针可留置不超过72～96小时，留置针拔除后需用示指、中指、无名指并排横向按压在针眼处至少5分钟，以免因按压不力造成皮下血肿。

保留留置针期间，患者需要注意以下几点：①保持套管针穿刺处皮肤清洁干燥，一旦固定留置针的贴膜掀起或污染要及时通知护士；②留置针留置期间，患者不宜过度活动穿刺侧肢体，以免留置针在血管内来回移动致静脉炎及血流不畅而致套管尖血液凝固，缩短留置时间；③观察穿刺部位，若有红肿热痛或针眼溢液及时通知护士；④穿刺侧肢体不宜用力，以免血液回流堵塞套管。

41. 什么是锁穿？保留锁穿期间需要注意些什么？

锁穿是末端位于近心脏的大静脉血管内的用于输液的留置管路，其留置时间相对更长，且大血管内血流速度较快，输注刺激性药物可以被及时稀释，减少药物对血管的刺激，并且可以较快地将药物运至全身。

患者保留锁穿期间需要注意以下事项：①保持锁穿穿刺处局部皮肤清洁干燥，不要擅自撕下贴膜。贴膜有卷曲、松动、贴膜下有汗液时及时通知护士；②可以从事一般性日常工作、家务劳动、体育锻炼，但需避免使用置管侧肢体过度用力；③可以洗澡，但应注意避免淋浴水直接浇在锁穿贴膜处，洗澡后检查贴膜是否进水，如有需及时更换；④留置期间需定期对锁穿管进行专业维护，不可自行处置；⑤穿刺点和周围皮肤如有红肿热痛等情况需及时告知医护人员处置。

42. 输液过程中需要注意些什么？

输液过程中需要注意：①输液管路不被扭曲、打折，保证液体顺畅输注；②保护输液管路，以免脱出；③输液管上的小壶呈直立位置，以免空气进入管路；④不要随意调节输液管路上的调节器，以免产生危险；⑤如有头晕、恶心、呕吐、胸闷、皮疹等不适症状需及时告知医护人员；⑥如需进食或如厕需请寻求他人帮助。

43. 术后上肢活动的目的是什么？

术后上肢活动活动不可忽视，其目的为：①锻炼手臂运动，预防上肢深静脉血栓形成，如果血栓形成患侧上肢会出现肿胀疼痛，一旦血栓脱落，会造成肺栓塞，此为急症，抢救成功率低；

②促进肩部的运动，预防术侧肩下垂。发生肩下垂，会一肩高一肩低，影响美观，同时又限制了肩关节的活动度，影响日常生活。

44. 术后下肢活动为什么很重要?

术后床上下肢活动同样需引起患者的重视，其目的：①预防下肢深静脉血栓形成，如果形成血栓，患者下床或如厕时易引发血栓脱落，造成肺栓塞，此为急症，抢救成功率低；②避免臀部皮肤长时间受压缺血而造成皮肤的损伤，也就是常说的“褥疮”，或医护人员提到的“压疮”。

45. 术后如何饮食?

食管癌患者手术后的饮食会经历：禁食禁水→鼻饲→鼻饲+经口进食→经口进食几个阶段，各饮食阶段的改变需遵医嘱。①禁食禁水阶段，患者不得吃喝任何东西，口渴时可告知护士酌情加快输液速度，口干时可漱口或口含湿纱布。如有唾液痰液请吐出，不要下咽。为保证口腔清洁，每日早晚间需要刷牙；②鼻饲阶段，即通过营养管给患者肠内输注营养液，患者同样需继续不经口吃喝任何东西，口渴时可告知护士酌情加快输液或鼻饲速度，口干时同样可漱口或口含湿纱布，唾液痰液同样不可下咽，仍需早晚刷牙以保证口腔清洁；③开始经口进食时，需小口慢咽，年龄大或配合度不够的患者可用勺饮，注意观察进食后的体温变化，如有胸闷气短、体温升高等情况，请及时告知医护人员。经口进食初期为保证足够入量，需结合鼻饲，随着经口进食量的增加，鼻饲量可逐渐减少。此阶段仍需保证口腔清洁，每日早晚刷牙。

46. 鼻饲需要特别注意些什么？

鼻饲是通过营养管给不能由口进食的患者以肠内营养液，以保证患者摄入所需的营养物质。鼻饲肠内营养液的内容需遵医嘱，一般来说有肠内营养制剂，如瑞能、瑞代等；或使用自制无油或少油、无渣的液体，如米汤、浓肉汤、骨头汤、鸡汤、鱼汤、新鲜果汁、菜汁等（如使用自制营养液，则种类以丰富为宜）。

为保证鼻饲的清洁安全，鼻饲袋需 24 小时更换，鼻饲过程中患者应保持坐位或半卧位，以避免营养液反流。鼻饲中鼻饲后可下地稍做活动。鼻饲过程中如出现呼吸急促、面色苍白、恶心、呕吐、腹痛、腹胀等不适，需及时告知医护人员。鼻饲后应注意妥善固定营养管，在翻身或做治疗时防止扭曲、折叠、受牵拉脱出或滑入胃内。

47. 为什么食管癌术后患者容易发生血栓？

（1）肿瘤患者血液呈高凝状态，本身就是易发生血栓的高危人群。

（2）食管癌手术时间长，血流缓慢。

（3）术中体位改变，肢体受压导致血流受阻。

（4）术中刺激性麻醉药的应用。

（5）大手术创伤导致血液呈高凝状态。

（6）可能与术中寒冷致血液淤滞有关。

（7）可能与术后活动量减少有关。

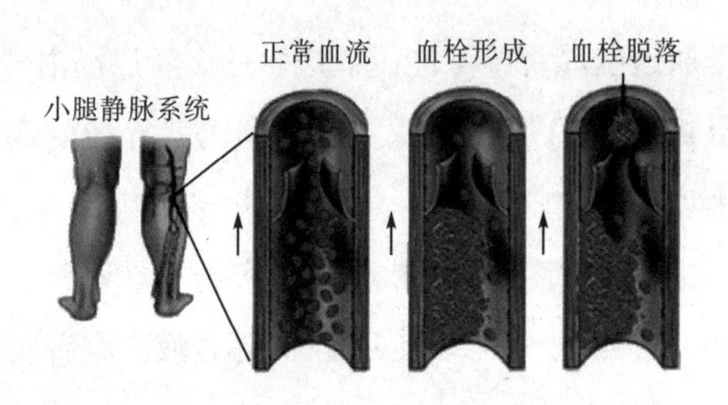

48. 发生血栓有哪些症状？

（1）患肢胀痛或剧痛。

（2）患肢皮肤肿胀，皮温高，皮纹浅或消失。

（3）肺栓塞的典型症状：呼吸困难、胸痛、咳嗽、咯血。

49. 如何预防血栓形成？

（1）在医务人员指导下坚持床上和床旁活动。

（2）使用抗血栓弹力袜。

（3）戒烟，避免因血管收缩及血液黏稠度增高引起血栓。

50. 什么是抗血栓弹力袜?

抗血栓弹力袜可机械性预防血栓，是食管癌术后常用的预防下肢深静脉血栓的方法。其原理是利用弹力袜压力的梯度递减，改善下肢血液回流，达到预防血栓的目的。一般使用初期卧床期使用腿长型，下床活动后使用膝长型。穿着方法如下图所示：

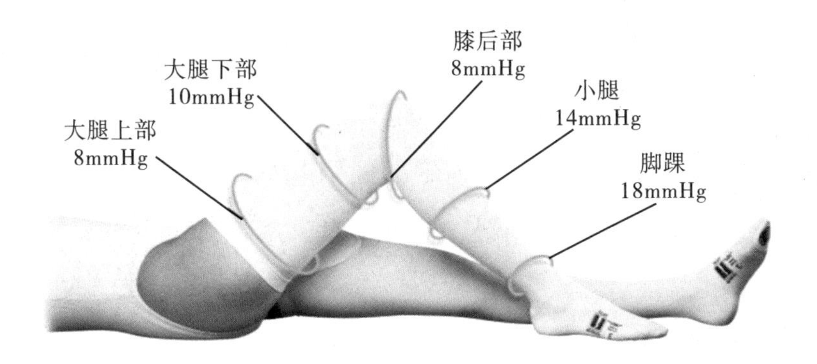

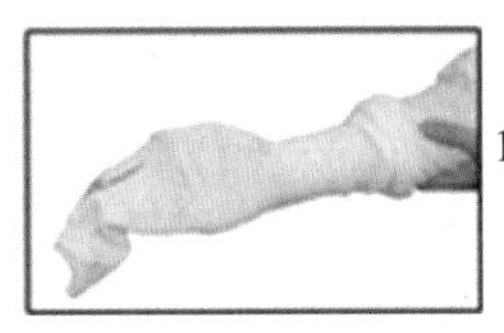

1. 将手伸进直到脚后跟处

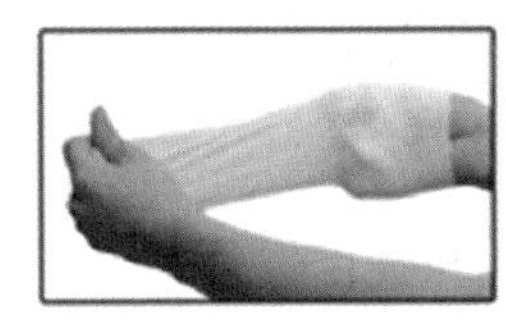

2. 抓住后跟中间，将抗栓压力带由内向外翻出

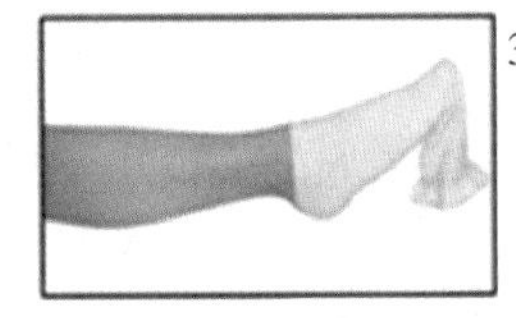

3. 将其小心套在脚上和后跟处，确保脚后跟正好位于在压力带后跟处

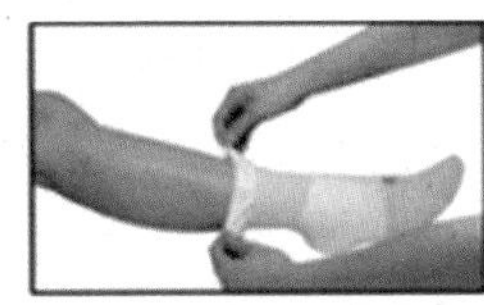

4. 将袜子拉过脚踝和小腿

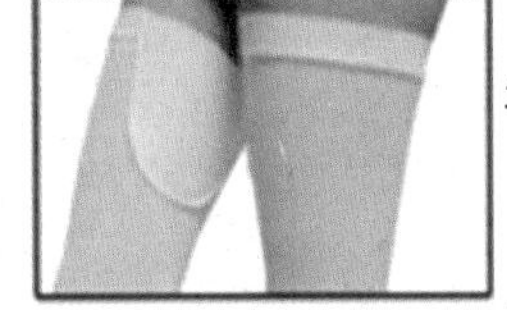

5. 将袜子拉过大腿，防滑带应位于大腿根部

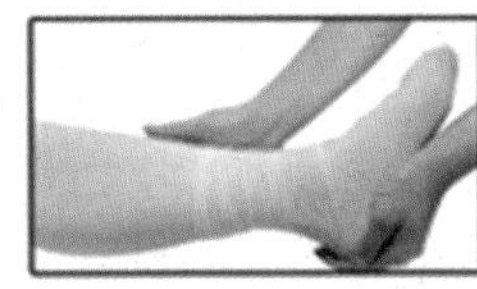

6. 用手抚平袜子，将皱褶拉平

使用弹力袜应注意以下事项：

（1）保证弹力袜展平穿着，建议每 6~8 小时检查下肢皮肤。

（2）清洁皮肤或更换弹力袜时不应超过 30 分钟。

（3）每 2~3 天用中性皂液手洗弹力袜，避免用力搓洗，不可使用漂白剂、热水；清洗后自然晾干，不可烘干。

51. 术后臀部皮肤为什么会出现破损？

臀部皮肤破损，即骶尾部皮肤损伤，也就是常说的“褥疮”，或医护人员常提及的“压疮”，是由于身体局部组织长时间受压，血液循环不畅，缺血缺氧而引起的。骶尾部皮肤损伤的危险因素包括：受压、潮湿、营养不良、摩擦等。

52. 如何预防术后臀部皮肤破损？

（1）卧床期间坚持床上下肢活动，减少臀部皮肤长期受压。

（2）加强营养。

（3）保证床单干燥，平整，无碎屑。

（4）调整室温温度适宜，避免出汗造成皮肤潮湿。

（5）大便，特别是稀便后及时清洁皮肤，保持局部干燥状态。

（6）床上移动身体或上下床过程中，减少臀部皮肤与床单摩擦。

（7）适当增加臀部床垫被褥厚度，避免直接卧于硬板床上。

（8）如出现臀部疼痛，需及时告知医护人员观察处置。

53. 术后为什么会发热？

食管癌术后患者一般都会出现发热的症状，也就是医护人员口中的“吸收热”。所谓吸收热，是一种非感染性发热，是由于手术操作过程中组织细胞被破坏，分解的产物被机体吸收而出现的生理反应，表现为术后3日内无感染条件下体温升高，一般低于38.5℃，约3日后自行恢复。若术后发热超过38.5℃或退热后又发热，需考虑是否有其他原因引起发热。

54. 拔胸管前后需要注意些什么？

置管48~72小时后，一般引流量明显减少且颜色变淡，24小时引流液减少。如无漏气现象，X线胸片示肺膨胀良好，无呼吸困难等症状，则可拔管。拔管时，医生会先拆去固定缝线，再让患者深吸气后屏气的同时迅速拔出引流管，缝合置管处皮肤后以凡士林纱布和无菌纱布覆盖伤口。

拔管后需注意：①勿剧烈咳嗽，并卧床休息2~4小时；②观察有无胸闷、呼吸困难、切口漏气、渗液、出血、皮下气肿，如有以上症状、体征应及时通知医生；③置管处敷料可保留2~3天，拔管后1周可拆去置管处缝线。

55. 术后什么时候可以洗澡?

一般在切口拆线后隔一天，观察切口愈合良好，没有开裂、流水、流脓情况发生，除切口周边缝合线部位外，没有明显红肿压痛，即可洗澡。洗澡时要有人陪伴，水的温度要适宜，切口处可用清水冲洗，但忌用力搓切口及周边皮肤。

56. 出院后吃东西该注意些什么?

正常情况下，进食应由稀到干，量逐渐增加，术后 1 个月左右可进普通饮食。进食时需细嚼慢咽，避免吞咽大块食物，避免油炸及辛辣刺激食物；避免进食过快、过量、过热、过硬，药片、药丸应研碎溶解后再服用，以免吻合口损伤。饮食要规律，进食以少食多餐为原则，进高蛋白、高热量、高维生素、少渣、易消化饮食。每次不要吃得过饱，可在每日正常三餐外另加餐 2 次。饭后不要立即卧床休息，要有适当的运动，促进胃排空；睡眠时将上身抬高 30°~40°，即采取半卧位睡眠；裤带不宜系得太紧；进食后避免有低头弯腰的动作。

57. 出院后如何复查?

请遵医嘱定期复查，常规为术后两年内每 3 个月复查 1 次；术后第2~4年，每半年复查 1 次；5 年后每年复查 1 次。如有特殊不适，随时来院检查。

58. 手术后为什么会出现反流？

食管癌手术可能会影响到食管下段括约肌，机械性抗反流机制受损，形成胃食管反流，出现反酸、嗳气、胃灼热等症状。食管癌术后反流很普遍，是术后长期甚至终生存在的并发症。反流物中除了食物还有胃酸，胃酸对食管黏膜的损伤很大，长期反流会引起食管炎、食管糜烂。

59. 手术后出现反流怎么办？

为减轻反流带来的影响，饭后不要立即卧床休息，要有适当的运动，促进胃排空；睡眠时将上身抬高30°~40°，即采取半卧位睡眠；裤带不宜系得太紧；进食后避免有低头弯腰的动作。出院后仍需关注进食后的反应，出现胸闷、气短、发热等症状及时就诊。

（二）内科治疗及护理

60. 什么是肿瘤内科治疗？

当前肿瘤治疗进展速度很快，特别是综合治疗已经受到医生们的广泛重视。肿瘤内科治疗是在整个的治疗中起着非常重要的作用，已从依靠经验发展到依据证据（循证）规范和个体化治疗，治疗更完善、更贴近患者的实际情况，治疗效果也更加明显。肿瘤内科治疗包括化疗（化学药物治疗）、生物治疗、免疫治疗和分子靶向治疗等。

61. 什么是化疗?

化疗是化学药物治疗的简称，是用化学药物杀灭癌细胞的一种治疗方式。它是一种全身性治疗手段。由于化疗药物的选择性不强，在杀灭癌细胞的同时也会不可避免地损伤人体正常的细胞，从而出现药物不良反应。因此，化疗时一方面希望能够达到最佳的抗肿瘤作用，另一方面也要注意预防和治疗化疗药物的不良反应，使这两个方面能够达到最佳的平衡。

62. 新辅助化疗是什么?

新辅助化疗是指在实施手术治疗前所采取的全身化疗。化疗的目的是使肿瘤缩小、杀灭微小的或看不见的肿瘤病灶，创造条件有利于手术。此种方法主要适合肿瘤组织局部较大的患者。经过化学治疗后肿瘤缩小，与周围组织粘连变得不那么紧密，再通过手术切除可最大限度地减少肿瘤负荷。

63. 医生制定先化疗后手术治疗方案，什么时间手术最好?

治疗后需要重新进行影像学检查、评估，才能决定新辅助化疗后是否接受手术治疗以及什么时间接受手术治疗。如影像学检查评估存在手术机会、则需要患者血液检查正常后安排手术。不能手术的安排患者进行放疗。新辅助化疗完成后的第 3~4 周可以进行手术治疗。但是如果使用分子靶向药物如贝伐单抗治疗的患者至少要在 6 周以后进行手术治疗。贝伐单抗可影响伤口愈合，对恢复创伤有不利影响。

64. 化疗前应该注意哪些内容?

在接受化疗前要注意休息，减少会客和其他娱乐时间，保障充足的睡眠，不要过于劳累，不要熬夜。休息不好可以直接影响患者对化疗药物的耐受、加重药物的不良反应，对身体造成很大的伤害。要增加营养，保证有充足的体力、精力，提高对化疗药物不良反应的承受能力，使药物的作用达到最大化。要与医生多沟通、多咨询，并且要积极配合医生完成治疗。

65. 化疗药物有哪些作用?

化疗药物是针对病原微生物、寄生虫、某些自身免疫性疾病、恶性肿瘤所致疾病的治疗药物。化疗药物可杀灭肿瘤细胞。这些药物能作用在肿瘤细胞生长增殖的不同期别上，例如，可在细胞周期可合成前期（G_1）、DNA 合成期（S）、合成后期（G_2）和有丝分裂期（M）抑制或杀死肿瘤细胞。但处于静止期（G_0）的肿瘤细胞对各类药物都不敏感，也是目前治疗肿瘤的难题。

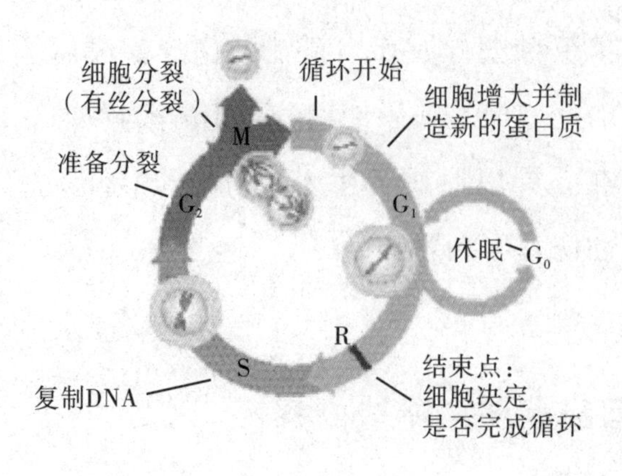

66. 化疗有什么样的给药方法?

根据不同病情采用多种用药方式。常用的给药方法有口服、皮下注射、静脉注射、肌内注射、胸腔注射、盆腹腔灌注、介入化疗等。通常是采取联合化疗，多采用3~4种药物联合应用。

67. 医生是如何制定患者的化疗方案的呢?

在为患者制定治疗方案时，医生会考虑癌症的病理分型、扩散范围、临床分期、基因检测结果、患者的年龄、健康状况、合并疾病等诸多因素，制定最适合患者病情的化疗方案和使用周期。

68. 什么是化疗方案和化疗周期?

当医生给肿瘤患者实施化疗时会针对肿瘤类型、患者身体状况、既往治疗史选择合适的治疗方案。与中药的方剂类似，一种或多种化疗药物联合应用称为化疗方案。将化疗方案中的药物有机地使用一轮就是一个周期。化疗方案有每周方案、双周方案以及三周和四周给药的治疗方案。每周期化疗完成后是否继续化疗要根据血液及其他一些检查结果来判断。如果尚没有从不良反应中恢复过来，则不宜继续治疗。

69. 化疗药物的特点?

化疗药物主要基于肿瘤细胞较正常细胞增殖更快的特点，通过直接破坏肿瘤细胞的结构或阻断细胞增殖过程中所需的物质来达到杀伤肿瘤细胞的目的。由于这些机制及特点，化疗药物不仅对肿瘤组织，对正常细胞和机体免疫功能等也有一定程度的损伤，导致机体出现不良反应。

70. 国产药和进口药差别有多大?

进口药物和国产药物都是经过国家食品药品监督管理局审批的正规药物，只要是同一种药物，其成分是一样的，理论上起的作用也是一样的。但进口药物和国产药物在制作工艺上多少会有些区别。在药物用于临床前会比较国产药物与进口药物的疗效与不良反应，一般来讲不会有很大差别，否则就不会批准在国内使用。进口药与国产药主要是价格的差异，还有两种产品给人心理上的暗示可有不同。进口药物的价格往往是国产药物价格的数倍，选择进口药可能经济负担更重；而进口药对患者的心理又有一些安慰。因此，究竟怎样选药，主要根据自己的经济状况或其他因素酌情选择。

71. 化疗有什么不良反应？

化疗主要的不良反应为胃肠道反应、脱发、骨髓抑制、神经毒性、肝肾功能损伤、皮肤毒性、心脏毒性、肺毒性、口腔炎、乏力等。胃肠道反应主要表现为恶心、呕吐、食欲下降、腹泻等；骨髓抑制主要表现为白细胞、血小板计数、血红蛋白（血色素）含量降低；神经毒性以肢端麻木为主要表现；皮肤毒性表现为皮疹、色素沉着、脱发；心脏毒性表现为心电图异常、心律失常；肺毒性表现为间质性肺炎、肺纤维化。

72. 化疗时饮食要注意些什么？

化疗期间的饮食情况要因人、因病、因治疗方法而定。不要指望着吃什么东西能够抗肿瘤。人体在跟肿瘤对抗的过程中，需要提高免疫系统的水平，而外界的一些饮食或者保健品是没有那么强大的力量能够对抗肿瘤的。通常，肿瘤化疗患者主要以高蛋白、高热量、高维生素饮食为主，均衡饮食，以补充化疗对身体的消耗。

73. 化疗的患者出现恶心、呕吐怎么办？

恶心、呕吐是很常见的化疗不良反应。对于使用高致吐性化疗药物的患者，可在化疗前预防性给予镇吐药物。避免进食太甜或太油腻的食物；可适当吃酸味、咸味较强的食物来减轻症状。做一些自己喜欢的运动或与人交谈分散注意力。入睡时应选择侧卧姿势，以免呕吐时误吸入气管。

74. 化疗后怎么样减少腹泻的发生？

腹泻俗称拉肚子。如果患者出现腹泻，首先应了解原因。如果因化疗药物所致腹泻，要及时给予止泻药物，同时补充水、电解质等。观察大便次数是否增多或是否出现稀便、水便等。腹泻同时如果出现发热、腹痛等应及时就医。

腹泻患者要调整饮食，不吃生冷或刺激性的食物，不饮酒和奶制品等。严重腹泻可导致体内菌群失调，使用活菌制剂可调节肠道菌群，改善腹泻。保持肛周皮肤清洁、干燥，局部还可以涂氧化锌软膏，穿松软的棉质内衣。

75. 化疗时出现便秘怎么办？

有一部分接受化疗后的患者会出现大便干燥，原因可能是因为使用镇吐药物而导致。镇吐药物可以抑制化疗所致的恶心、呕吐，但是镇吐药物的不良反应是便秘和腹胀。药物性便秘如果不是很严重，停止使用镇吐药便秘现象就会逐步改善。严重的便秘可以使用缓泻剂或给予开塞露治疗。化疗期间每天饮水或流食量2~3 升（果汁、蜂蜜水最好），约 10 杯。多进食水果、蔬菜及粗粮。适量运动可缓解便秘。

76. 化疗药物对骨髓的影响？

多数化疗药物会造成骨髓抑制，使血液检验指标，如白细胞、红细胞减少或血小板计数下降。白细胞计数偏低，会使患者

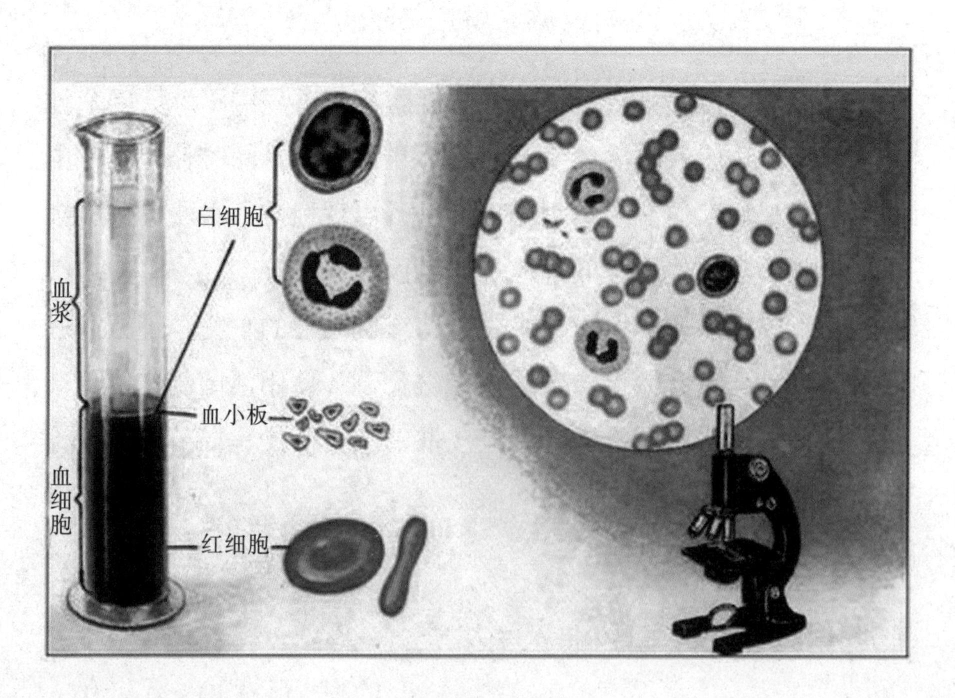

血液的组成

容易受到感染。红细胞计数偏低，会使患者感到疲劳和昏昏欲睡。若血小板计数太少，很容易出血。化疗后减少以上可能发生的问题就应该：

（1）避免到公共场所，以免接触传染病患者。

（2）每日开窗通风两次，每次 30 分钟，保持空气新鲜。

（3）进餐前、便前、便后彻底洗净双手。

（4）食用新鲜食物，确保食物彻底做熟，避免食用外卖的食品。

（5）避免接触动物，尤其是它们的排泄物。

（6）若不慎割伤，必须长时间压住伤口，才会停止流血。

（7）保持大便正常，避免干燥。

（8）感到疲倦应多休息。

（9）出现病情变化时请与医生联系，不要私自进行处理。

77. 出现白细胞计数降低后应该注意什么？

依据患者的血象检测结果，医师会推荐相应的治疗方法。常见的药物有重组人粒细胞集落刺激因子（通常说的升白针），也可使用中药进行辅助治疗。

对于白细胞计数降低的患者应避免到公共场所，避免接触传染病人。每日开窗通风两次，每次 30 分钟，保持空气新鲜，避免感染。天寒注意保暖，避免感冒。进餐前、便前、便后彻底清洗双手。食用新鲜食物，确保食物彻底做熟，避免食用不洁食品。避免接触动物，尤其是动物的排泄物。

78. 出现血小板计数降低时怎么办?

出现血小板降低时凝血时间延长，容易引起出血。化疗药物可以引起血小板计数减少和凝血功能的下降。人体的血小板计数的正常值为（100~300）$\times 10^9$/L（老百姓通常说法为10万~30万）。低于5万时会有出血的危险，轻度的磕碰可引起皮下出血或黏膜出血。如果血小板计数更低时要特别警惕出血倾向，可以输注血小板悬液。

血小板计数降低的患者应少活动，尽量卧床，避免磕碰。饮食宜软，易消化，可以选择流食或半流食，避免进食骨头、鱼刺、粗纤维等较硬的食物，以免划伤胃肠道。漱口时使用软毛牙刷，选用电动剃须刀剃胡须。避免抓挠、剔牙、抠鼻等容易带来损伤的动作。各种穿刺拔针后加长按压时间。观察大小便颜色，注意有无消化系统和泌尿系统出血，女性月经期注意月经量，如有异常及时告知医护人员。如患者出现视物模糊、头痛、头晕、呕吐等不适时应及时就医。

79. 化疗药物对口腔的影响

接受化疗后患者可能出现口腔黏膜炎和口腔溃疡。口腔溃疡的程度可以分为四度：只能进流食为Ⅲ度，不能进食为Ⅳ度。患者常发生口腔溃疡为Ⅲ~Ⅳ度。因此影响患者进食，造成营养及入量不足，不能顺利完成下周期的化疗。所以不能忽视口腔溃疡的发生。要及时给予治疗。除此之外化疗药物还可能使味觉改变，例如口咸、口苦、有金属味。一旦化疗结束，味觉会恢复正常。

80. 如何减轻口腔溃疡引起的疼痛？

化疗后引起的口腔溃疡多在用药后5~10日发生。轻者需要进食后漱口，可以使用盐水或漱口水漱口，3~4周内好转。重者需要告知医生，经过检查做相应的处理。建议：

（1）保持口腔卫生。每餐后仔细清洁口腔。多漱口，有些漱口液可以帮助溃疡愈合。

（2）使用软毛刷刷牙可减轻口腔疼痛。

（3）若配戴义齿，每餐后应将义齿清洗干净。

（4）避免刺激性食物，如辛辣、葱蒜、醋和过咸的食品。忌饮烈性酒，不吸烟。

（5）可以使用集落刺激因子加到水中漱口，可在口中含一会儿再吐掉，以促进伤口的愈合。

（6）疼痛厉害时还可以使用麻醉药镇痛，如口腔溃疡贴、丁卡因糖块镇痛等，帮助进食。

（7）多喝水，每日至少喝1500毫升水，6~8杯，保持口腔湿润。也可用凡士林或润唇膏保持嘴唇湿润。

81. 化疗药物对皮肤有哪些影响？

有一部分化疗药物使用后会对皮肤有损害，皮肤反应有干性脱皮、水疱、瘙痒、湿性皮炎、溃疡，严重者会出现剥脱性皮炎和坏死。皮疹处理方法：禁止抓挠，避免皮肤发生感染。在清洁皮肤时建议使用中性、温和且不含皂碱的清洁产品，如儿童使用的沐浴露。宜使用温水洗澡，避免过热的水及长时间的洗澡，禁止泡澡。可以涂抹止痒乳剂或炉甘石洗剂，最好不要使用含有激素类的膏剂，减少出现色素沉着的机会。保持皮肤清洁，停药后会慢慢消退。

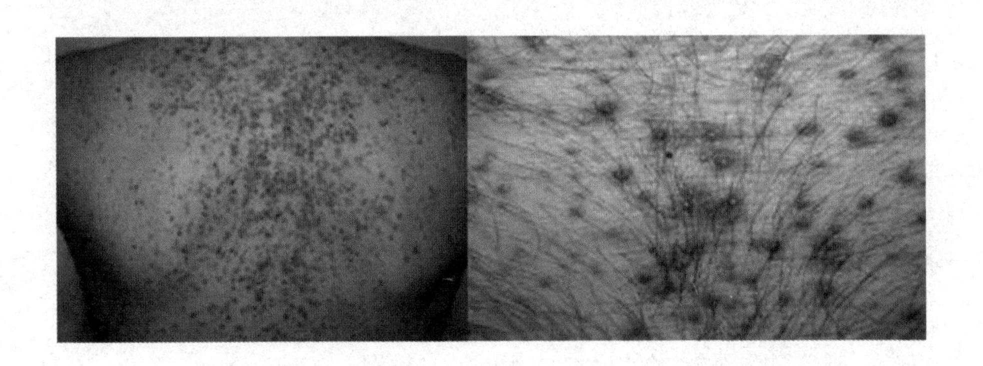

82. 化疗后出现手脚麻木怎么办?

化疗药物引起的神经毒性不良反应呈逐年上升的趋势。发生率约60%，严重神经症状约4%。主要影响感觉神经（痛觉、温度觉），表现为麻木及感觉异常，有时手上和脚上会出现麻刺、烧灼、软弱感或麻木。在住院期间和出院后都要观察神经毒性不良反应，在医院时可以通过静脉给予营养神经的药物，回家后可以口服。注意防止摔倒。避免做有损伤的活动，保管好刀、剪等锐器。最好穿旅游鞋或软底鞋。家属要检查洗澡水温，避免水过热烫伤皮肤。

83. 化疗期间和结束后为什么要多喝水?

有的化疗药物可以引起肾毒性不良反应，特别是大剂量使用的药物（如顺铂），严重时可造成肾衰竭。所以在化疗期间要保证足够的静脉输液量，还要多喝水，促使残留药物排出，减少对肾脏和膀胱的毒性不良反应。另外，化疗期间频繁呕吐会造成脱水，多喝水有利于补充身体所需，降低不良反应。每天喝水量不少于1000~2000毫升，保证足够的尿量。但是患有心脏病、肾功能不全、胃肠道疾病不能多饮水的患者，可以通过调整药物剂量或更改化疗方案的办法减少毒性不良反应。

84. 化疗中扎针处出现疼痛怎么办?

护士开始进行静脉穿刺时是有些疼痛，静脉穿刺成功后是不会出现疼痛的。但是在输液中出现疼痛要及时告诉护士，由护士判断输液是否正常，是否出现外渗或外漏现象，不要强忍着。特别是在输入化疗药物时更要注意扎针处有无疼痛、红肿等异常现象。

85. 怎样判断化疗药物是否出现了外渗?

在静脉输入化疗药物时外周静脉（扎针处）出现了局部皮

肤发红现象，或者出现局部疼痛、肿胀。护士查看、判断化疗药物出现了外渗。出现药物外渗后要停止输液，更换其他部位。根据使用药物的分类、药物对局部皮肤和穿刺部位的损伤程度和渗出的量进行处理。

86. 化疗出现局部血管及皮肤疼痛怎么办？

在输入化疗药物时如果出现血管及皮肤疼痛，要警惕是否出现化疗药物渗出血管。在护士确认没有药物外渗时就还要看疼痛是否与输液速度有关，应找护士调整输液速度，因为有的化疗药物 pH 值偏高或偏低都会引起血管刺激，引起疼痛。此时应该减慢输液速度，减少药物对血管的刺激。如果是出现外渗就需要按化疗药物外渗的处理原则来治疗。发疱类化疗药物外渗需要马上停止输液，局部做封闭。非发疱类药物外渗要根据外渗的量及面积决定是否需要局部封闭，但原则上是不需要的。

87. 什么药物出现局部血管及皮肤疼痛不能用冷或热处理？

化疗药物出现外渗引起的穿刺部位疼痛做局部封闭以外，还要进行冷敷 24 小时，不要使用热敷。热敷可以加快药物的扩散，并能加快身体局部组织的吸收，使受损部位扩大，疼痛、肿胀症状严重。因此要使用冷敷的方法使药物局限并能减轻疼痛和肿胀。但是植物碱类的药物遇冷加重，所以要避免冷敷，可以使用药物湿敷，如硫酸镁湿敷。

88. 化疗就会脱发吗?

化疗药物进入人体后会杀伤肿瘤细胞，同时也会对正常的组织和细胞产生杀伤作用。人体内生长繁殖最为旺盛的组织和细胞对化疗药的敏感性最高，如骨髓、发根等，所以患者在化疗时易出现脱发现象。脱发通常发生在化疗后 14~21 天，常伴有头皮烧灼感或刺痛、瘙痒的感觉。但化疗导致的脱发通常是短暂的，化疗停止后迅速恢复。脱发的主要部位是头发，也可有眉毛、体毛等其他部位毛发脱落。化疗后新生的头发在颜色和发质上可能不同。

89. 化疗后出现脱发怎么办?

脱发是化疗药物中常见的不良反应，有时甚至体毛、睫毛也会脱落。化疗结束后毛发会重新长出。化疗后脱发前需要准备：

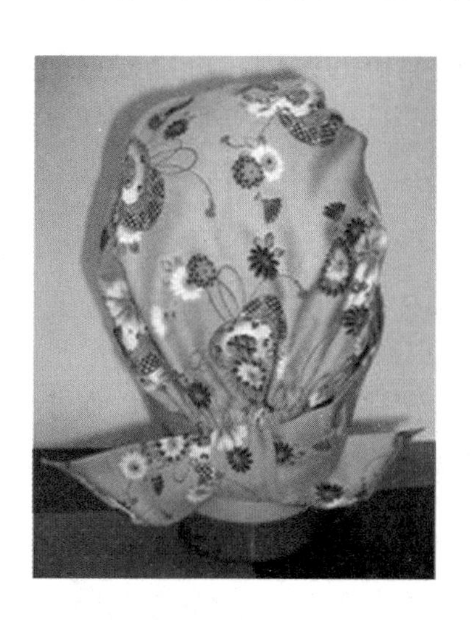

（1）要有充足的心理准备，将脱发程度设想到最严重的阶段。

（2）因脱发是从头发的根部脱落，所以男性不要将头发剪得很短或剃成光头，以免脱落的头发茬过短，不利清理。女性可以将头发剪短，不要烫发。

(3) 采用中性温和的洗发用品，使头发头皮不至于过分干燥。减少梳头的次数和力度，以免出现头发迅速脱落，以推迟脱发的时间。

(4) 用发网或软帽包住头发，以免头发洒落在床上、枕头上。

(5) 根据自己的喜好，选择合适的假发或选择漂亮的帽子佩戴。但在化疗的时候最好戴软帽，避免头部着凉。

90. 化疗期间可以上班吗?

随着肿瘤治疗的多元化以及医学的不断发展，化疗药物不良反应已经不像以前那么明显。如果化疗期间反应不大，是可以上班的，但是要看患者的工作性质以及工作的精细程度。化疗期间会出现骨髓抑制，造成免疫力低下，体能下降；化疗药物可能使人出现注意力不集中，思维不清，所以对体力要求较高、工作非常精细、责任重大的工作岗位尽量不要让接受化疗的人上班；但是，如果患者的工作是在办公室，又不是很劳累，责任要求不高，且对体力影响不大，患者本人又有上班的愿望，可以根据病情酌情上班。

91. 化疗结束后应该注意哪些问题?

化疗后大部分患者会出现血液检查异常，例如白细胞、血小板计数、血红蛋白含量（血色素）等可降低。化疗药物导致的血液检查异常有一定的规律，通常血细胞在化疗的第 10～14 天降到最低，以后逐渐回升，因此患者化疗后要注意休息，增加营养，血液异常时应该减少外出，避免感染。为下一周期化疗做好准备。

要注意的问题：

（1）白细胞计数低于 $3\times10^9/L$ 或粒细胞计数低于 $2\times10^9/L$ 为白细胞计数减少，患者机体免疫力下降，容易发生感染。此时患者应注意：①减少外出，避免或减少去人群聚集的公共场所，外出戴口罩；②养成良好的卫生习惯，勤洗手。饮食上要注意勿进食生冷、不洁的食物。不要暴饮暴食，不要饮酒和吸烟；③养成健康的生活习惯，适当进行锻炼，但是不要运动量过大，以不累为原则；④监测血象变化，必要时用升血药，给予升血药后可能会出现发热、全身肌肉骨骼疼痛等不适，如出现此类症状应告知医生，以便给予相应处理以减轻不适；⑤住院期间减少探视，出院后在家里减少外出和会客，注意严密监测体温变化，如有体温高于 37. 5℃时应联系医生，并遵照医生意见给予处理；⑥天气寒冷时注意保暖，避免感冒；⑦增加营养，补充一些增强机体免疫力的食物，喝有营养的汤类。

（2）血小板计数低于 $100\times10^9/L$ 为血小板计数减少，当血小板计数低于 $50\times10^9/L$ 时会有出血危险，当血小板计数低于 $10\times10^9/L$时容易发生中枢神经系统出血，胃肠道出血及呼吸道出血。因此患者生活中应注意：①少活动，慢活动，尽量卧床，避免磕碰；②饮食宜软，易消化，温度不宜过高，可以选择流食或半流食，避免进食骨头、鱼刺、粗纤维等较硬的食物，以免划伤胃肠道；③刷牙时使用软毛刷，选用电动剃须刀剃胡须；④剪短指甲，以免划破皮肤。避免抓挠、剔牙、抠鼻等容易带来损伤的动作。各种穿刺拔针后加长按压时间；⑤监测血象变化，必要时应用升血药；⑥观察大小便颜色，注意有无消化系统和泌尿系统出血，女性月经期注意月经量，如有异常及时告知医护人员；⑦如患者出现视物模糊、头痛、头晕、呕吐等不适提示有颅内出血的可能，应立即通知医生。

92. 什么是靶向治疗？

靶向治疗是指药物进入人体内会特异地选择分子水平上的某一位点相结合而产生治疗作用。因为靶点精准，很少累及正常的机体组织，所以靶向治疗有明确目标，定位准确，高效、低毒，是一种理想的肿瘤治疗方法。相比之下，化疗药物的靶向性不强，会出现化疗相关毒性不良反应。靶向治疗的主要不良反应表现为皮肤毒性和腹泻。

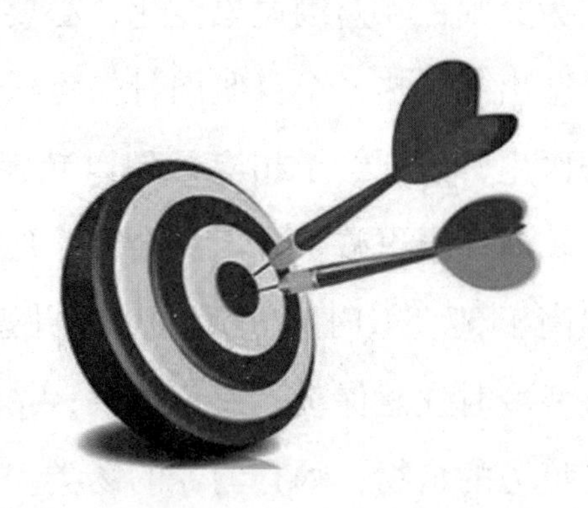

93. 什么是肿瘤免疫治疗？

肿瘤免疫治疗就是设法通过调动人体内各种积极的防御因

素，提高身体的免疫力，尽可能消除肿瘤细胞。肿瘤的免疫治疗可以分为特异性和非特异性两类免疫治疗。免疫治疗是治疗肿瘤的综合治疗手段之一，有时需同其他治疗方法联合使用。

94. 什么是临床试验?

医务人员都要对药物的安全性和有效性有所了解，在使用中才有把握。必须通过临床试验研究才能了解药物是否安全和有效。研究得越多，就越了解这些药物。每个药品都要经过“考试”和“评估”通过后才能够进入临床使用。

在进入人体试验之前先在动物体内进行各种药物代谢、毒性的研究，然后才能在人体上经过Ⅰ~Ⅲ期的临床试验，经过研究结果证明该药安全、有效，与其他药物相比具有优越性才能进入市场，供患者使用。

95. 使用升血药物会出现哪些不良反应?

接受化疗后会出现血液检查结果低于正常值。在医生建议使用升血药物时要给予升血针剂和口服升血药物。口服升血药在使用中没有太大的反应，按照药品使用说明服用。注射针剂有升白细胞的集落刺激因子、升血小板的重组人血小板生成素，其主要不良反应是骨痛，剂量增加发生疼痛的概率会加大。还可能出现发热、头痛、乏力、肌肉关节疼痛、皮疹、心悸。严重或罕见的不良反应有低血压、水肿、过敏和呼吸困难等。

96. 怎样减轻升血针剂引起的疼痛？

注射用升白细胞的药物常见的不良反应是肌肉关节的疼痛。集落刺激因子可以刺激骨髓中的粒细胞，促进幼稚细胞的增殖。在刺激骨髓增殖的过程中就会出现肌肉关节疼痛。疼痛厉害时可以口服镇痛药物，如镇痛片、芬必得，可以缓解疼痛。等待白细胞计数上升后调整用药剂量，疼痛会有所减轻。

97. 化疗周期中的休息期应该注意什么？

在完成一个化疗周期后，出院回家要注意以下事项：

（1）维持合理体重。在保证身体营养的同时，要调节好化疗后的体重增加，1/2 的人在 6 个月后体重增加，主要原因是吃了过多高脂食物，也有些人则是因为在化疗期间疲劳不想运动造成。如果患者的体重增加，最好在化疗结束后再减肥。医生建议在化疗期间作进食记录，提醒自己不要吃得太多。

（2）女性生育问题，可能因为化疗而影响到生育功能，以致短暂甚至终身不孕。宜与伴侣一起与医生商量如何应对。有些妇女接受化疗时，月经会紊乱，但完成疗程后恢复正常。但也有人从此绝经。绝经的征象包括热潮红、盗汗，尤其是夜间，皮肤干燥。可以请医

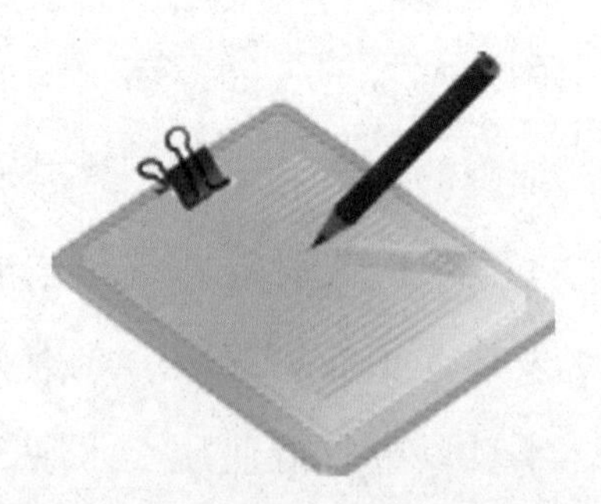

生开方以舒缓停经的症状。提早绝经（45~55 岁）也可能会令骨骼变得脆弱易折，导致骨质疏松。

（3）工作不劳累、身体恢复良好的患者可以上班，但是如果是在室外工作、夜班或经常出差的工作，易造成劳累就不要上班，要保持足够的休息和睡眠。经常坚持体育活动，每天应进行 1 小时左右的有氧运动，如步行或类似的运动。

（4）营养补充剂：化疗休息期一般不必食用营养补充剂，正常饮食和入量就可以达到身体所需营养。禁止饮酒和吸烟。

（5）化疗后的第 7~10 天是血象最低的时间，遵医嘱按时进行血液学检查。白细胞、血小板计数等如果低于正常值时应该及时联系医生给予处理。

98. 化疗前必须要做深静脉置管吗？为什么不能扎手上的静脉？

化疗药物在使用中根据药物对静脉的损伤可以分为发疱类和非发疱类化疗药物。使用发疱类药物会对外周静脉（手背、足）有刺激，轻者出现局部疼痛，出现化疗药物外渗后甚至可以造成局部组织坏死，严重出现集簇疱疹及水疱、溃疡或斑块，延误治疗。如果在关节处可以造成关节僵硬、活动受限。另外，外渗带来的不良后果是可以预防的。在化疗前应了解能够造成组织损伤的药物，然后根据不同的化疗药物，选择不同的静脉通路输入药物。中心静脉导管是输入发疱类药物最明智的选择。

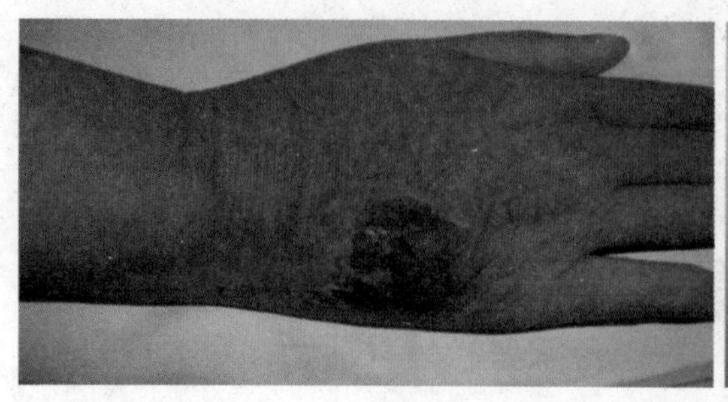
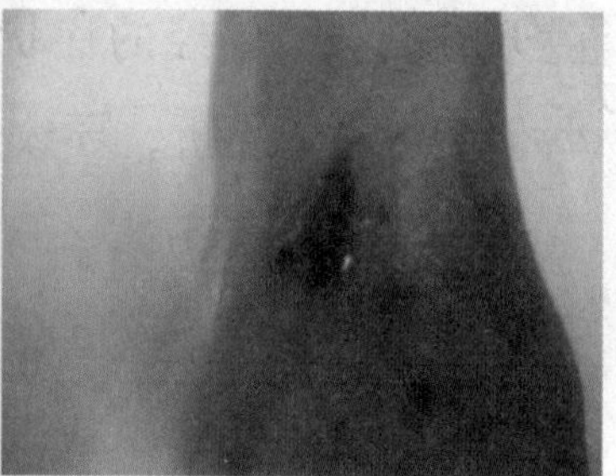

99. 什么是中心静脉导管？

即经外周静脉如上肢、颈部、下肢等进行穿刺置管，导管尖端位置到达位于上腔静脉下 1/3 与右心房连接处。在临床上经常使用有 PICC、PORT 和 CVC。

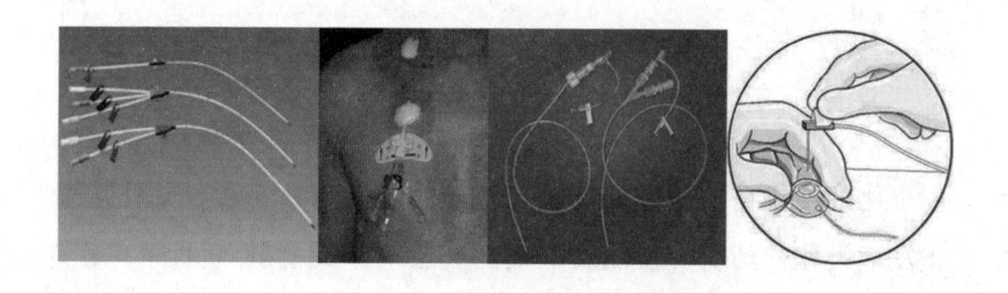

100. 什么是 PICC？

PICC 是英文 peripherally inserted central venous catheters 的缩写，是指经过外周静脉进行穿刺到达中心静脉置管。具体而言，利用导管从外周肘部的静脉（贵要静脉、头静脉、正中静脉）进行穿刺置管，导管直达靠近心脏的大静脉。

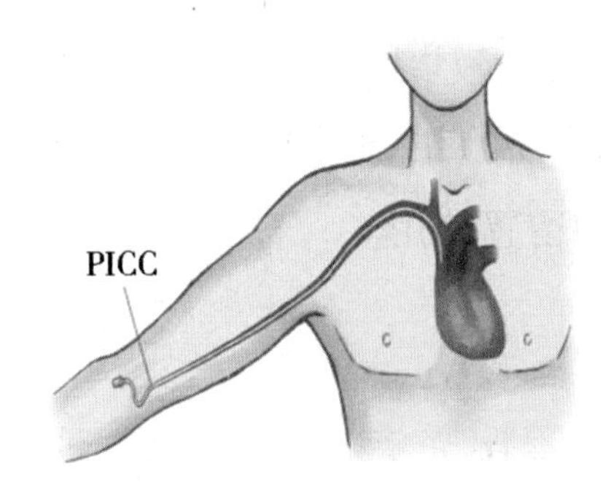

101. 使用 PICC 有什么优点？

（1）PICC 置管时因穿刺点在外周表浅静脉，不会出现气胸、大血管穿孔、感染、空气栓塞等威胁生命的并发症，且血管的选择范围较大，穿刺成功率高，穿刺部位肢体的活动不受限制。

（2）可减少因反复静脉穿刺给患者带来的痛苦。

（3）因导管可直接进入上腔静脉，避免化疗药物与手臂静脉的直接接触，加上大静脉的血流速度很快，可以迅速稀释化疗药物的浓度，防止药物对血管的刺激，减少液体渗透压或化疗药物造成的局部组织疼痛、坏死、静脉炎等。因此 PICC 能够有效保护上肢静脉，减少静脉炎的发生，减轻患者的疼痛，提高患者的生活质量。

102. PICC 可以保留多长时间？

PICC 导管材料由特殊聚氨酯制作完成，有良好的组织相容性。导管非常柔软，不易折断，顺应性好，在体内可留置6个月至1年。置管后患者的生活习惯基本不会受到影响。因此，PICC可以较长时间留置使用。

103. 携带PICC管出院有哪些注意事项？

（1）手臂活动幅度不能过大或太剧烈，防止导管脱落或断裂。

（2）带有导管洗澡时尽量使用淋浴，但不能泡浴、盆浴和游泳；淋浴前要用保鲜膜缠绕2～3圈上下用胶布贴紧以保护贴膜不受潮后再洗澡，有条件的洗完澡后应该更换敷料，以免发生感染。

（3）睡觉时要减少压着置管侧手臂睡眠的姿势。避免长时间的受压置管手臂，减少肿胀的机会。

（4）平时不要穿衣袖过紧的衣服，先穿置管侧衣袖，后脱置管侧衣袖以防过度牵拉手臂。内衣尽量穿纯棉浅色长袖，以免局部敷料玷污。

（5）置管侧手肘可弯曲>90°，但避免反复弯曲手臂的动作；置管一侧手臂可以反复做握拳的动作；避免该侧手臂提过重物体（>2.5千克）；避免持重运动，如引体向上、俯卧撑、举哑铃等。

（6）外出时保护好局部避免损伤导管或将导管拉出体外。可用丝袜或网套剪成20cm长的一段做成袖套套住导管，可穿长袖上衣或使用护肘用具。

（7）在日常生活中一般性家务劳动都可以完成，但是避免用力拧搓衣服。

104. PICC 管多长时间需要换药？

每星期进行一次冲管和换膜，应返回医院由专业护士进行维护（皮肤消毒、冲洗导管、更换贴膜及输液接头、测臂围等）。去医院维护导管时应带齐 PICC 导管手册。护士可通过导管手册的记录了解患者当前导管情况，判断导管是否有脱出，手臂是否有肿胀。如果固定导管的贴膜松动或有卷边时要及时更换贴膜，以防导管脱落或置管处皮肤出现的感染。

105. 什么是 CVC？

CVC 是 central venous catheter 的缩写，是将导管经颈部皮肤穿刺进入中心静脉。主要穿刺部位有颈内静脉、锁骨下静脉、锁骨上静脉等。导管尖端到达上腔静脉，导管末端固定在前胸位置。股静脉置管的穿刺点在大腿根部，将导管尖端插入到下腔静脉并保留。但是目前股静脉置管不是常用部位。

106. CVC 导管多长时间换药？

CVC 导管为中短期导管，因为此导管的长度和 PICC 导管相比要短一些，容易发生脱管现象。此导管又是末端开口式导管，容易发生堵管现象。在化疗间歇期要按时到医疗机构进行导管换药、导管冲洗，常规要求每3~4天更换敷料，输液接头每7天更换一次。患者及家属也应该随时观察导管有无回血现象、固定导管的贴膜是否松动、卷边和贴膜内有无水气。如有以上问题发生应该及时回医院进行专业维护导管并更换敷料。

107. 带CVC导管回家应该注意哪些问题？

患者在携管回家期间可以从事日常工作、家务劳动和体育锻炼，但需避免该侧肩胛及手臂的过度负重（所提物品≤5千克），不要做重力提拉、引力向上、扩胸运动、举重及剧烈运动，以防导管脱出或脱落。避免外物撞击带管部位，同时不可牵拉撕扯透明贴膜。睡眠时尽量平卧或卧于置管对侧，以免压迫导管引起导管扭曲、受压变形或导管脱落。勿让孩子玩弄导管，防止脱出。患者宜穿圆领或开胸式棉质柔软上衣，避免穿紧身及高领上衣，穿脱衣服动作轻柔，避免牵拉导管。洗澡要求淋浴，不要盆浴，洗澡后应该更换敷料，避免穿刺针眼因为潮湿发生感染。

108. 出院后怎样观察PICC和CVC导管的情况？

如果出现以下状况，应该及时回到医院进行导管维护，切忌自行处理。

（1）固定导管的敷料卷边和松脱。

（2）敷料下面有水珠或者潮湿。

（3）穿刺口有渗血或分泌物。

（4）固定导管的敷料下面有皮疹。

（5）置管侧手臂肿胀。

（6）导管内有回血。

（7）导管外露长度发生变化。

109. 做 CT 时可以使用 PICC 和 CVC 导管吗?

进行 CT 扫描和核磁扫描检查时，不能使用 PICC 和 CVC 导管进行显影剂的注射，因为以上两项检查为高压注射，时间短、速度快、使用此导管注射会导致导管因不能耐受高压注射显影剂而损伤或者破裂，严重时可能出现导管断裂，造成严重的后果。此外，也会给患者带来恐慌和身体的损伤，给以后的化疗带来不便。所以做 CT 扫描和磁共振扫描时，非耐高压注射 PICC 和 CVC 导管均需严格禁止进行显影剂高压注射。

110. 什么是输液港?

植入式输液港是一种植入皮下并且可以长期保留在体内的静脉输液装置，适用于需要长期或反复静脉输液者。例如，需要多周期化疗、长期静脉高营养、高渗或强酸强碱损伤浅表静脉的药物。输液港的导管常用部位是上腔静脉，此处血液流量较大，可以快速稀释药物、营养液、血制品。减少或避免血管因刺激而导致静脉硬化或坏死。输液港的功能与我们经常提及的港口类似，是静脉治疗的“港口”，故称为输液港。

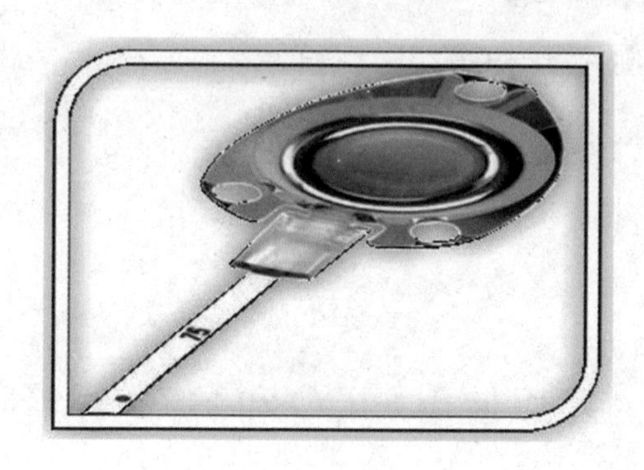

111. 输液港是怎样植入患者体内？有痛苦吗？

输液港的植入是需要通过一个小手术，一般是在手术室内完成。患者在局部麻醉下，医生通过血管穿刺或者切开的方法，将导管的一端放置在患者的中心静脉内，将另一端与注射底座连接，注射座放置在平坦部位的皮下，常用部位是前胸部位。因为此项操作是在局部麻醉下进行，所以患者不会感觉很痛。

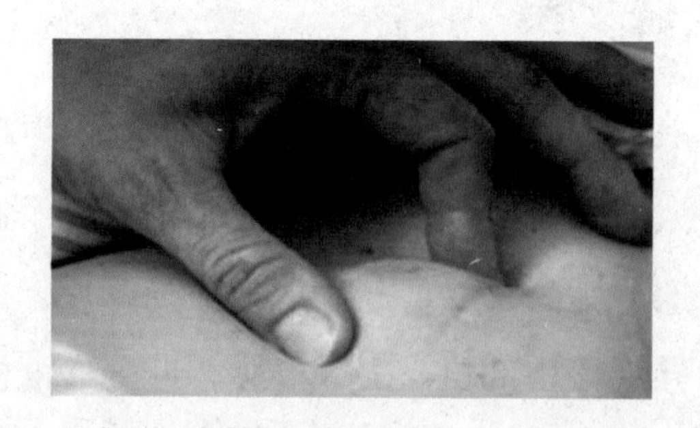

112. 使用输液港输液时为什么要使用专用注射针头?

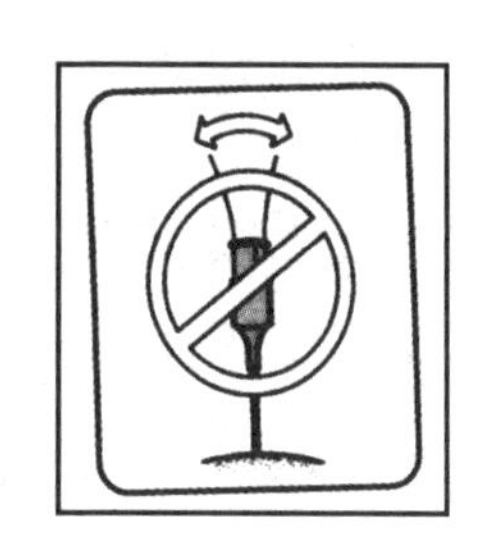

输液港系统是由两部分组成：完全植入体内部分和体外使用部分。植入体内部分由注射座和导管组成，体外部分主要是蝶翼无损伤针头。进行静脉输液时为什么必须使用蝶翼无损伤针头，禁止使用直式针头呢？因为常用注射器针头的受力面积大，造成注射底座损伤大，减少底座的使用次数；如果底座有损伤会出现漏液现象。每次治疗同一支蝶翼无损伤针头可以连续使用 7 天。每 4 周专业护士将冲洗整个输液港系统。

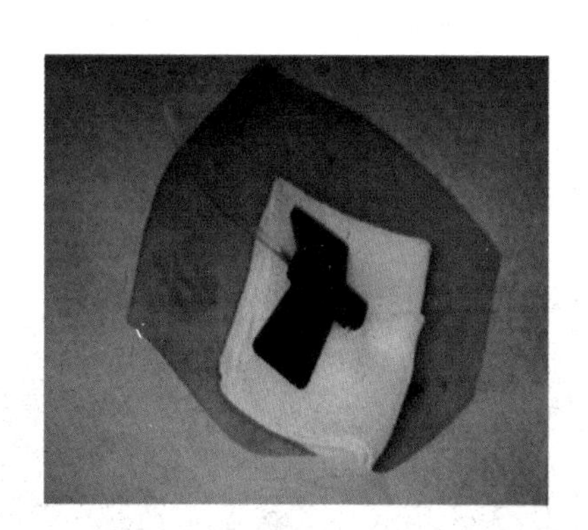

113. 携带输液港是否可以接受 CT 扫描和磁共振检查?

目前，静脉输液港的港体材质主要是钛金属或者树脂，植入体内的此两种材质的输液港患者可以接受常规的 CT 扫描和磁共振检查。但是不能使用输液港注射显影剂。

114. 输液港能保留多长时间？不需要时可以拆除吗？

输液港根据患者治疗的需要可以长期保存。治疗休息期要按照专业护士的指示定期冲洗，保持清洁以避免发生感染。如果全部治疗结束后与患者的主管医生联系，移除输液港。移除输液港不是复杂的过程，通常在很短时间即可完成。

115. 化疗药物外渗后皮肤会留下瘢痕吗？

化疗药物出现外渗后，要看化疗药物是否是发疱类药物，还要看外渗的量和时间。发疱类药物，外渗的量和面积较大，处理不正确就会在皮肤上出现瘢痕，所以在输液中有肿胀及急性烧灼痛时要及时找护士给予处理。如果外渗部位形成硬结，严重出现

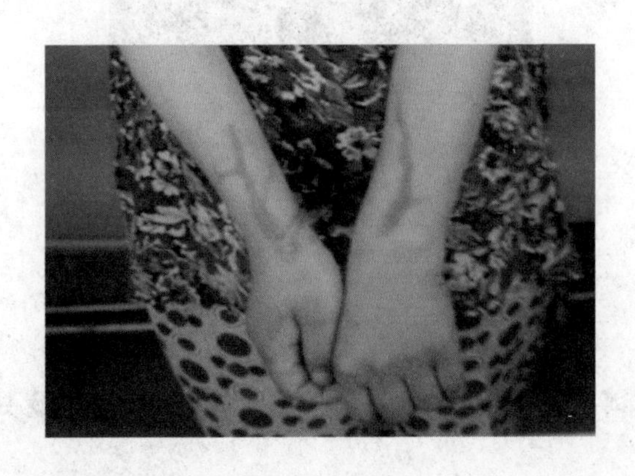

集簇疱疹及水疱、溃疡或斑块，在溃疡或斑块下面可见组织坏死，就可能出现瘢痕。在关节部位就会出现关节僵硬、活动受限，影响功能。如果是血管的损伤，经过治疗后不会出现瘢痕，但会有色素沉着，需要一段时间才能恢复为正常皮肤的颜色。

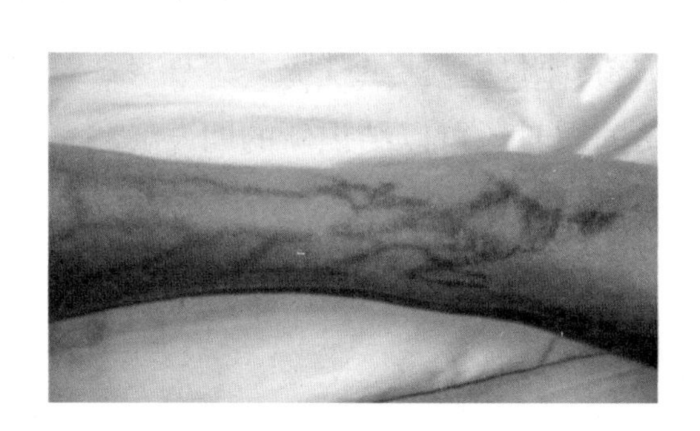

116. 接受化疗期间可以吃中药吗？

很多患者和家属都有这样的疑问，在化疗的治疗中服用中药会不会有冲突、相互间影响或降低治疗中的效果。多年的临床实践告诉我们，中医药的治疗与化疗之间不会出现冲突。中医治疗是肿瘤治疗的方法之一，适应肿瘤治疗的全过程。化疗有很强的杀伤力，对正常组织也有一定的损伤。中药治疗可通过调理脾胃、清热凉血、益气扶正等治疗方法，改善或减轻患者乏力、失眠、恶心、呕吐、食欲减退、便秘、手脚麻木等不良反应，使患者能够顺利完成化疗。

117. 化疗后练习气功可以吗？

化疗后适当进行一些体育锻炼是很有必要的。气功的练习有很好的群众基础，也是养生保健的锻炼方法。不论是哪种气功都是强调要放松情绪和身体，注重呼吸和全神贯注，而且要持之以恒。在练习气功的同时还可以结识新的朋友，减轻心理压力，调节心情和兴趣。但是在选择气功练习时，要选择动作幅度较小、难度不大的功法，不要选择体力要求较高、动作复杂的气功，以免增加身体负担，适得其反。

118. 什么是靶向药物？靶向药物主要有哪些？

肿瘤细胞能够无限增殖，在细胞生长的过程中表面会产生一种受体。这种受体在正常细胞上也有，但数量比肿瘤细胞上的少很多。这种受体所介导的一系列信息传递过程促进了肿瘤细胞的增殖。靶向药物就是作用于这些受体和信号传导的过程，从而阻止肿瘤细胞的增殖，与此同时，不会或很少影响正常组织。

靶向药物主要有以下几类：①小分子酪氨酸激酶抑制剂，已上市的有伊马替尼、吉非替尼、索拉非尼、厄洛替尼等；②单克隆抗体，已上市的有利妥昔单抗、西妥昔单抗、曲妥珠单抗等；③抗新生血管生成抑制剂，已上市的有重组人血管内皮抑素、贝伐珠单抗等。

119. 靶向药物主要有哪些不良反应?

与化疗药物常见的血象降低、胃肠道反应等不良反应不同，靶向药物常见的副作用为皮肤反应、腹泻、心脏毒性、出血、高血压等。严重不良反应则包括间质性肺病等。

120. 为什么使用阿片类药物要防止大便干燥?

阿片类药物最常见的毒性不良反应是大便干燥，因吗啡会降低肠胃道的蠕动并影响中枢神经的排便反射，因而造成便秘。如果没有引起注意，便秘情况会相当严重，反而增加患者的不适，所以通常会合并使用缓泻剂以预防便秘的发生。出现便秘时可采用对症处理，但是不影响患者服用。还可以在饮食上调节。患者可以进食纤维补充剂，便秘严重者可以使用泻药如番泻叶、麻仁润肠丸等以缓解症状，也可以使用软便剂、灌肠剂等。中药调节便秘也有很好的效果。家庭中要记录大便次数；每日多饮水（8杯以上）或吃一些粗纤维的食品，比如粗粮做的食品，麦片、

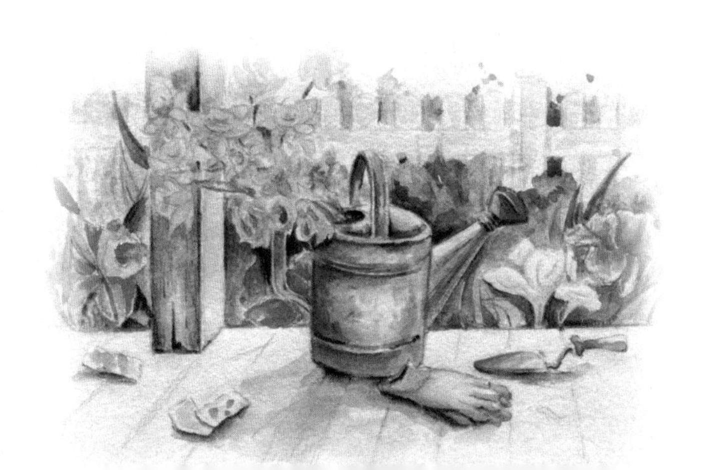

面包等。多吃各种豆类和生吃蔬菜、新鲜水果。坚持每天适当的活动。

（三）放射治疗及护理

121. 什么是放射治疗?

放射治疗，简称放疗，俗称“烤电”，是指采用放射线治疗肿瘤的一种方法，属于局部区域治疗，通常是指采用 X（Y）线、电子线或质子射线来杀灭和损伤癌细胞的方法。放疗可以单独应用，也可以联合手术和化疗共同治疗肿瘤。超过一半的食管癌患者需要接受放疗。在接受单纯放疗或包含放疗的综合治疗后，数以万计的肿瘤患者被治愈或肿瘤得到控制。

122. 在放射治疗前大夫会带患者去定位，什么是定位呢?

在放射治疗计划设计中，采用特殊的 X 线影像技术，精确地确定和标记治疗靶区的过程就是定位。为了保证治疗的准确性，在定位过程中常需采用“面罩”、“体罩”等体位固定技术，以保证放射线能最大程度地杀灭肿瘤，同时对身体正常组织的影响最小。

123. 放射治疗前，医生会为患者做哪些准备工作?

（1）明确临床诊断及病理诊断。

（2）进行影像学检查，确定肿瘤侵及部位和范围。

（3）全面化验检查，综合评判患者身体状况。

（4）行术后放疗的患者，术中应在肿瘤残留或可能残留部位放置标记。

（5）积极合理的营养支持，改善患者身体状况，提高对放疗的耐受程度，以保证放疗的顺利完成。

（6）处理同期合并的其他疾病（如糖尿病、高血压等）。

124. 放射治疗时为什么要在皮肤上用红色墨水画印子?

患者被诊断患有食管癌并需要放疗时，医生要先给患者做好放疗前的各项检查，然后根据检查结果，对其病变制定放疗计划。将患者的肿瘤部位通过解剖结构或模拟定位机定出照射范围，投射到相应的皮肤上，医生要在皮肤上用红墨水画出皮肤印子。当患者进行放疗时，技术员将患者体位摆好后，用放射治疗机针对皮肤印子对患者实施放疗，没有皮肤印子就无法放疗。所以要尽量保持皮肤照射野印记清楚，以保证顺利完成放疗。皮肤墨水具有防水性，在印记清楚的情况下，可以洗澡，但不要把印记洗掉。

125. 食管癌患者在放射治疗中应注意些什么？

（1）医生在放疗前所确定的照射部位的体表印记，即在胸部画的皮肤印子，切不可自行描画或更改，以免漏照肿瘤或错照损伤健康组织。

（2）要保持照射野在体表标记的完整、清晰，如果不清晰应及时找主管医师画体表印记。

（3）照射时，患者要按医生和放疗技师的要求，保持正确治疗体位。

（4）摆完照射体位后，切不可自行移动身体，因有时自觉有症状的部位，不一定就是肿瘤所在部位或放疗的靶区。

（5）放射治疗可能导致正常组织器官的损伤，可以在治疗期间对症处理并注意观察，如有疑问及时与医生联系。

126. 食管癌放疗为什么是每天照射 1 次，每周治疗 5 天？

食管癌放射治疗经常采用的是“每天照射 1 次，每周治疗 5 天，周六日休息”的方法。通过这样放疗，肿瘤会逐渐缩小。从肿瘤组织本身考虑，分次放疗能够更好地达到治疗的目的。而且，就正常组织而言，每次放疗亦可造成一定程度的损伤，而分次放疗后，在间歇期正常组织细胞有充分的时间进行修复，从而减少放疗对正常组织的损伤。至于每日放疗 1 次，每周 5 次的标准方案是从几十年的经验中发展起来的，是一种较好的放疗模式。

127. 食管放疗患者从就诊到放疗结束要经过哪些环节?

食管癌患者一旦决定放疗，从就诊、治疗至放疗结束要经过四个环节，即体模阶段（定位）、医生和物理师一起进行放疗计划的设计、计划确认、放疗技术人员执行放疗计划（放疗）。

128. 每次治疗时体位不同对治疗有何影响?

食管癌在放疗时所用的体位是根据病变的位置和范围、不同的治疗方法以及患者的具体情况决定的。只有每次的体位相同，才能保证每次照射的范围相同，也才能使照射的肿瘤区域获得足够的放疗剂量，同时使周围的正常组织和重要器官尽量不受或少受照射。反之，每次照射时的体位不同，就会使每次的照射范围发生改变，应照射的肿瘤区域得不到足够的放疗剂量，而不该照射的周围正常组织和器官却受到了过多的照射，这样就可能减低了肿瘤放疗的疗效。

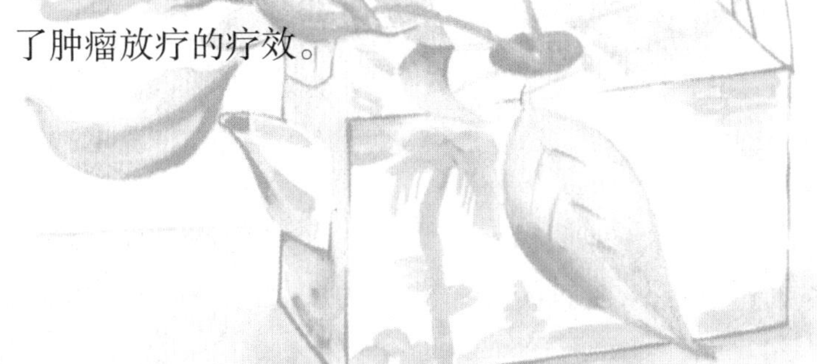

129. 食管癌患者在放疗期间为什么会抽血查白细胞和血小板计数?

在放疗期间由于患者食欲下降、食管梗阻等原因，使得患者进食过少，营养物质摄入不足；同时因为放疗对造血系统的影响，造成骨髓抑制，抑制血细胞的生成，可使血象下降、白细胞和血小板锐减，以致出现全身乏力、免疫力下降、严重感染，牙龈出血、皮肤表面出血点等表现而不得不中断放疗，所以在放疗期间应监测血细胞的变化，及早对症治疗以保证治疗的顺利进行。

130. 在放疗期间为什么不能穿硬领衣服?

在放射治疗过程中，放射线对人体正常组织会产生一定的影响，从而造成一定的放射反应与损伤。放射线可使照射部位的皮肤出现不同程度的皮肤反应，如干燥、瘙痒、疼痛、色素沉着及脱皮等，甚至发生皮肤破溃。大多数食管癌患者照射部位包括颈部，衣服的硬领子反复摩擦颈部皮肤，可加重颈部皮肤的损伤。

131. 放疗期间为什么要预防感冒?

食管癌患者在放疗过程中，由于解剖位置的特殊性，肺部会受到不同程度的照射。放疗 3~4 周时，所照射的肺组织呈现渗出性、炎症性改变，这种改变在每一个受照射的肺部都可出现，大多数不产生症状，但是一旦感冒，引起了肺部感染，即会产生症状，如咳嗽、咳痰、发热、胸痛、气短等，而且胸闷、气短十分明显，较一般肺炎严重，X 线胸片显示肺炎范围与放射野一致，即放射性肺炎，严重的放射性肺炎会危及生命。一直至放疗结束后 1 年内都应注意，避免着凉感冒。

132. 照射胸部的患者进食时为什么会出现下咽疼痛?

食管癌患者胸部接受放疗，当放疗至 20 戈瑞（两周）以后，患者会出现胸痛、胸骨后不适的感觉，吞咽困难比以前加重，尤其是吃馒头、米饭时更甚，这是因为在放射野内食管接受了放疗，出现黏膜充血、水肿，这一般多为暂时现象，通过进食软的、温凉的、清淡的食物，或者放疗野的改变，上述症状会减轻或适应的，患者不要着急。如果症状加重，出现放射性食管炎，患者不能进食，可通过肠内营养、输液、口服局部麻醉药物甚至暂停放疗等办法来缓解症状。

133. 放疗期间进食为什么要细嚼慢咽?

食管照射 1~2 周后，出现食管黏膜充血、水肿，局部疼痛，加之大多数食管癌患者本身食管管腔的狭窄，造成吞咽困难加重、黏液增多等现象，使得进食更加困难；过大的食物团块、粗糙的食物可造成食管损伤，甚至堵塞食管，因此放疗期间进食要细嚼慢咽，进食细软温凉饮食。每次进食后可饮用温开水冲洗食管，以减轻食管炎症和水肿。

134. 放疗期间为什么不能吃硬的食物？

食管癌与正常的食管黏膜相比脆性大，表面易出血，并且食管受照射后会出现食管黏膜充血、水肿，抵抗外力损伤能力降低。硬的食物易划伤食管黏膜，造成食管损伤、出血甚至破裂，因此不能吃硬的食物。吃带骨头的肉食时，一定要将骨头去净后再食用。

135. 放疗后皮肤会出现哪些变化？

食管癌放疗后，在胸部放疗区以及放射线穿透部位的皮肤，出现最早的表现是皮肤红斑，可于放疗数日后出现，这是放疗后

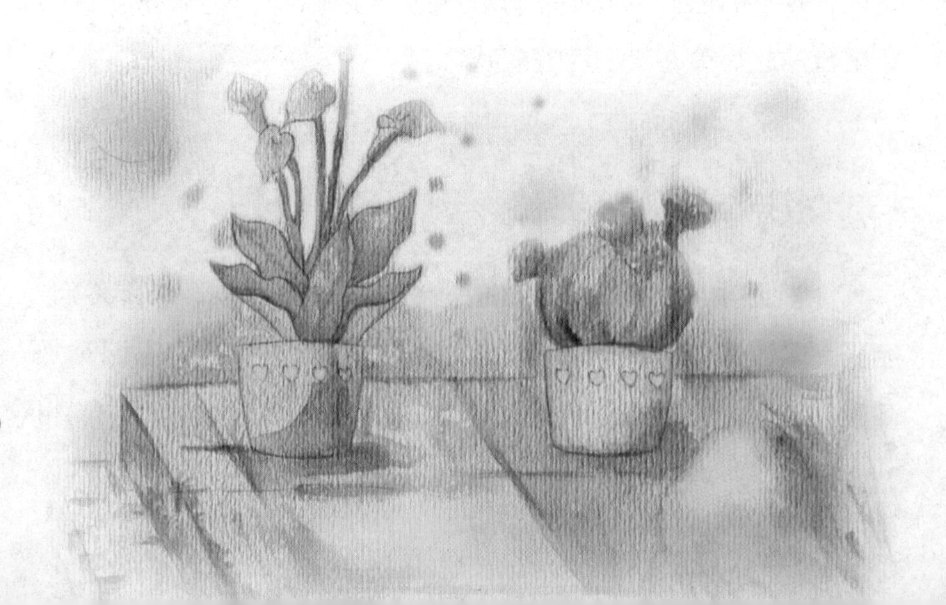

放射野内血管反应的结果。随着放疗次数的增加，红斑区进一步扩大，并会有轻度肿胀，伴有痒感，放疗区皮肤会出现色素沉着而变黑，大约照射到 20 次以后会出现表皮的剥脱，甚至形成溃疡。当然，与此同时周围未被照射的正常皮肤细胞会不断迁入剥脱的溃疡区，从而使其不断修复和愈合。高剂量放疗后，放疗区皮肤会出现色素沉着或减退成花斑样改变，有毛细血管扩张皮肤纤维化变硬等变化。当然，由于个体差异性，每个人的反应不尽相同。

136. 放疗后当皮肤出现放射性皮肤反应时应注意什么？

食管癌放疗后放射野的皮肤可出现放射性皮肤反应，如红肿、瘙痒、疼痛、色素沉着、甚至皮肤溃疡。对于这些反应（尤其是皮肤溃疡时），患者需要注意的是：皮肤要充分暴露，避免摩擦，内衣和衣领要柔软、干净，穿棉质衣服，不穿化纤内衣；不能让日光暴晒和风吹；不能用过热的水洗浴；不能用刺激性强的洗涤用品；不要涂碘酒、酒精等消毒剂；放射野内不要粘贴胶布，更不能用手去搔抓，否则会使皮肤破溃，已破溃的破溃区变大而且不易愈合。

137. 同一个部位的肿瘤能否反复做放射治疗？

放射治疗中遇到的一个主要问题就是肿瘤周围正常组织和器官的放射损伤限制了对肿瘤的放射剂量，即在肿瘤治疗的同时，肿瘤周围正常组织和器官所接受的放疗剂量必须控制在一定范围内，才不至于使周围正常组织和器官受到严重的放射损伤。从肿瘤组织本身来讲，**再程放疗**时由于肿瘤细胞对放疗的敏感性下降，放疗的疗效也降低。因此，在一般情况下一个部位的肿瘤是不能反复放疗的，尤其是间隔时间太短（比如两程放疗之间应间隔2~3个月）。

138. 放射治疗一个疗程要多长时间？

食管癌放射治疗一个疗程所需的时间取决于肿瘤的位置和范围、病变的早晚、治疗的目的、患者的身体状况等多方面的因素，一般需要4~6周，根治性放疗一般需6~7周。

139. 什么是同步放化疗？同步放化疗的优势有哪些？

同步放化疗也称同步化放疗，是指在放射治疗期间联合应用化疗药物的综合治疗方法。同步放化疗是目前食管癌最重要、最常用的治疗方法之一。充分的临床研究证据显示，和单纯放疗相比，食管癌采用同步化放疗能够显著提高局部控制率和生存率，增加肿瘤局部控制率，减少远处转移率，保留组织器官结构和功能的完整性，最终达到改善患者生存率的目的。

同步放化疗的优势有：①放疗和化疗在空间上具有协同作

再程放疗：指放疗后肿瘤复发，再次使用放疗的治疗方法。

用，放疗对局部肿瘤作用较强，而化疗主要用于消灭全身播散的微小转移病灶；②放疗和化疗的毒性不良反应用机制不同，副作用的靶器官和表现相对独立，因此具有较好的耐受性；③化疗药物具有放射增敏作用，能增加放疗疗效。

140. 放疗期间还能继续平时的身体锻炼吗?

还可继续，但不宜进行剧烈的体育锻炼，因为放疗可引起患者不同程度的全身反应，如食欲不振、恶心呕吐、疲乏，高强度的锻炼，使身体更加疲劳，且体力不易恢复，因此在放疗期间要量力而行，循序渐进，进行力所能及的运动，如散步、打太极拳等。

141. 放疗结束后为什么还要定期到医院复查?

患者对放疗后定期复查应给以足够的重视，切不要以为放射

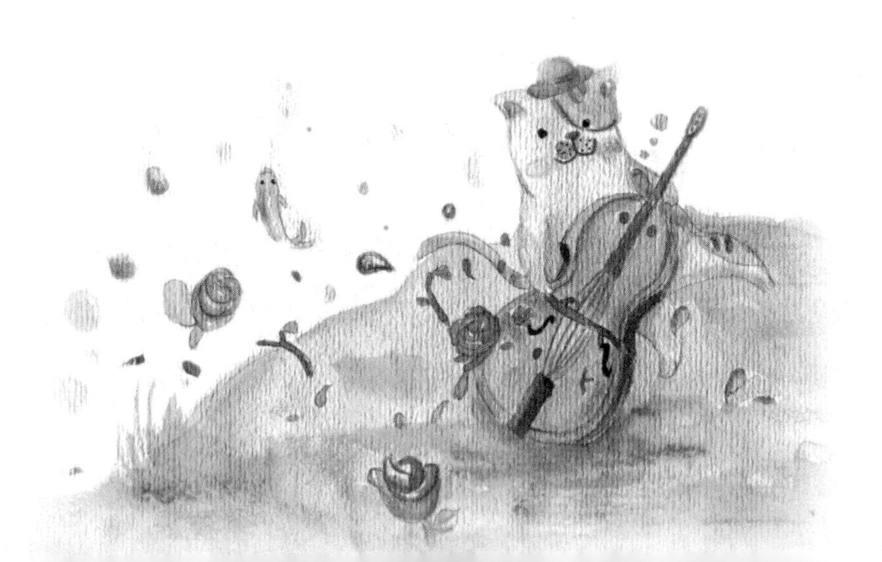

治疗结束了就万事大吉了。所有的恶性肿瘤在治疗后都有复发和转移的可能，放疗结束后必须定期到医院复查，以便及早发现及时治疗复发肿瘤。有些肿瘤在放疗期间消退不明显，但在放疗结束后会渐渐消退。这种情况下患者应严格遵照医生的要求定期复查，以便根据情况作进一步治疗和处理。放射线对正常组织也有杀伤作用，部分正常组织的放疗损伤是迟发性慢性反应，在放射治疗结束后才逐渐表现出来。有些反应通过定期复查能及时发现，早期治疗，避免造成严重的后果，影响患者的生存质量。复查的时间一般在治疗后的 3~6 个月，有些情况可以按医生的要求在治疗后 1 个月复查，以后每半年或 1 年复查一次。

142. 放疗后患者还有什么需要注意的?

患者在日常生活中应注意以下几点：①保持良好的心态和积极的生活态度，相信自己能够康复和控制肿瘤；②保持良好的生活习惯，正常作息，避免疲劳；③坚持适当锻炼，强度以不感到累为原则；④加强功能锻炼，恢复正常肢体活动；⑤定期到医院复查。

143. 化疗后在家还需注意什么?

化疗后在家最重要的事情是充分休息，当然，化疗期间也需要患者按医嘱定期复查血常规、生化全项，评估化疗的毒性，监测上述指标可及时发现相关不良反应。另外，患者应加强营养，为下一次化疗做好身体和心理的充分准备；一些特殊化疗药物需注意生活细节。例如，使用奥沙利铂的患者要避冷，避免进食冷食物或触及冷物体，以免过早产生周围神经毒性；接受顺铂、氟尿嘧啶、伊立替康等化疗的患者，尽量不食用凉菜、大量水果、乳制品等可能导致腹泻的食物。

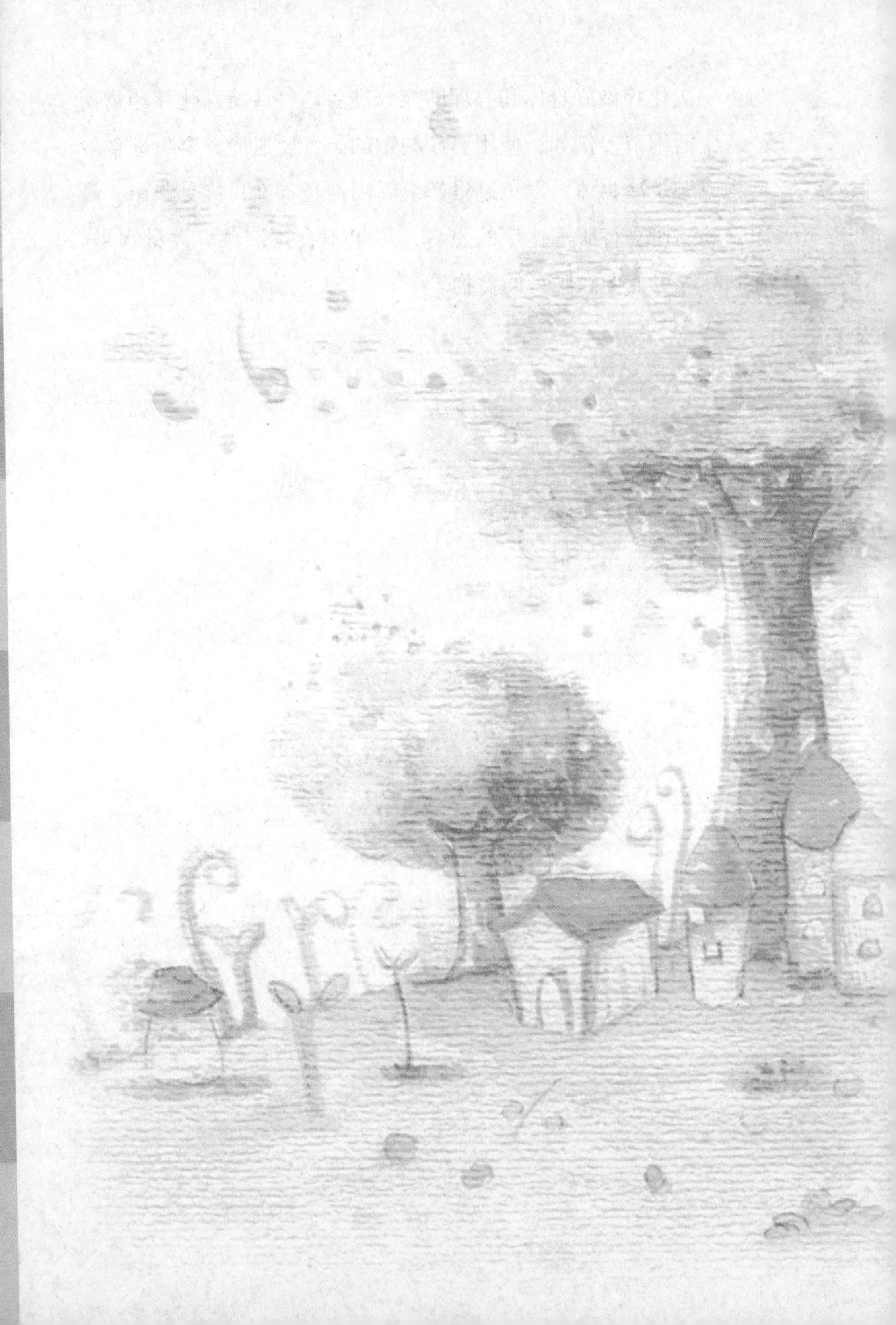

二、营养与饮食篇

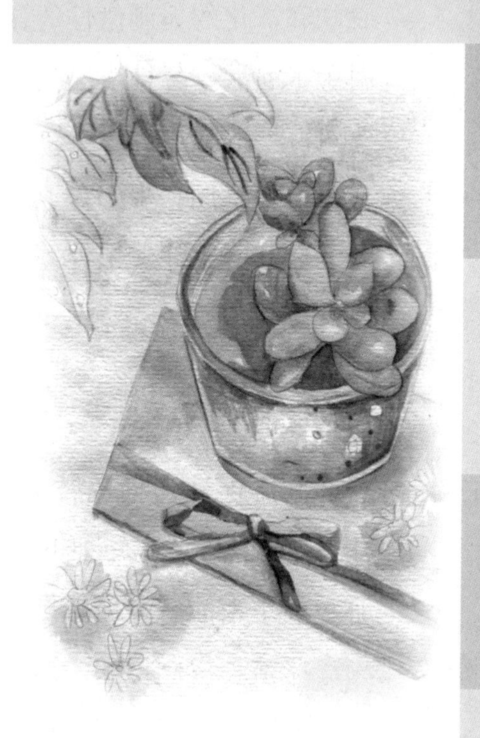

144. 什么是流食？

流食是一种食物呈液体状态、在口腔内能融化为液体，易于吞咽和消化的无刺激性的食物。适用于高热、口腔、面颊部及外科手术前后、急性胃肠炎、食管狭窄等疾患。只能短期应用，作为过渡期的膳食。

流食举例：牛奶、豆浆、米汤、香蕉牛奶、木瓜牛奶、稀藕粉、肉汁、菜汁、果汁等。

145. 什么是半流食？

半流食是一种比较稀软烂、易消化、易咀嚼、纤维素含量少、无刺激的食物。适用于发热、咀嚼吞咽困难及急性消化道炎症以及手术前后的患者。

半流食举例：粥、面条、馄饨、蒸鸡蛋、肉末、豆腐、碎菜叶、挂面汤、面片汤、豆腐脑等。

146. 什么是软食？

软、烂食物、易吞咽咀嚼和消化、无刺激、不引起胀气、含纤维素少的饮食。适用于老幼、消化不良、咀嚼或吞咽困难、低热、肠道疾患者。

软食举例：软饭、面条、肉菜均匀切碎煮烂。

147. 什么是普食?

正常健康人的饮食，一般食物均可采用。烹调方法上宜少用煎炸，少用刺激性调味品，并要注意蛋白质、脂肪、糖、维生素与矿物质等营养素的比例均衡。适合病情较轻、消化功能正常以及疾病恢复期、没有咀嚼困难等情况的患者。

148. 确诊肿瘤后如何营养?

营养良好对肿瘤患者来说尤为重要，因为疾病本身和治疗都会改变患者的饮食习惯。确诊肿瘤后，在医生和营养师的帮助下，制定自己的营养计划，进行健康饮食，提供机体对抗肿瘤所需营养素的食物。这些食物包括：富含优质蛋白质的鸡、鸭、鱼、肉、蛋、奶、大豆类；能量主要来源的谷类食品；适量的油脂类和富含丰富维生素、矿物质的新鲜水果和蔬菜以及适量的膳食纤维等。把一日三餐合理搭配好，每餐饮食品种要丰富。营养始终贯穿于整个抗肿瘤治疗当中，保持体力和能量，维持体重和营养素的储备、降低感染风险、促进伤口愈合和机体康复。

149. 如何知道自己营养不良？出现营养不良时该怎么办?

食欲不好时导致进食减少，身体无法获得足够的热量或蛋白质，于是开始利用储存的热量和蛋白。你会注意到脂肪和肌肉的丢失，主要表现在身体乏力、体重下降。如果出现以上情况，就要注意有发生营养不良的风险，这会给患者的治疗带来影响。在这种情况下可由营养师对你目前的营养状况进行评估，包括详细的膳食史、体重变化、体成分分析以及血液检测。评估诊断后，营养师会给你制定个性化的营养治疗方案。

150. 手术前体重下降怎么办?

术前体重下降，最好是在未住院之前咨询营养师，请其进行全面的营养评估，为你制定详尽的营养计划，把营养补充好，为手术做好充分的准备。

151. 食管癌患者术前该吃些什么?

食管癌术前的患者，应根据自己不同的情况，发挥主观能动性，按以下饮食原则，结合自身能进食的饮食状态，做好手术前的营养准备，这对手术后的恢复十分有利。

（1）高热量：术前每天应摄取足够的热量，如果热量不够，就要消耗自身蛋白质。蛋白质当热量燃烧后，就会产生过多的尿素，会增加肾脏负担。所以补充足够的热量是必要的。提供机体热能的主要来源是糖类、精白米、富强粉、杂粮等含碳水化合物食物及油脂类的食物。

（2）高蛋白质：与手术有关的最常见的营养缺乏是蛋白质

不足。这就要求患者在术前应进高蛋白饮食。如果没有肝肾功能不全，即应尽患者的最大耐受量来摄取蛋白质，其中优质蛋白质要吃到一半（优质蛋白质主要来源是牛奶、鸡蛋、鸡、鸭、鱼、猪、牛、羊瘦肉和大豆类食品）。

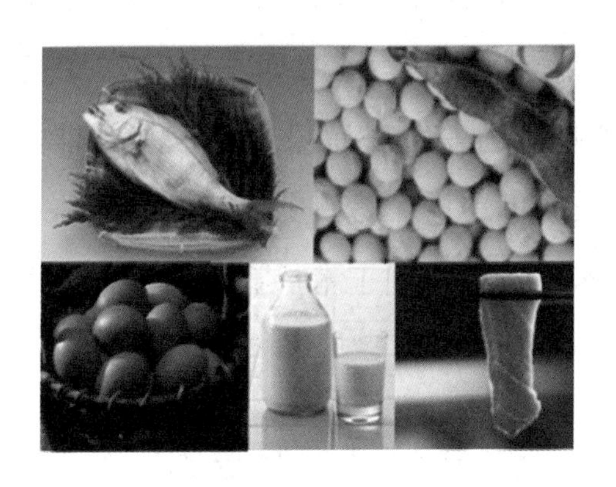

（3）高维生素：新鲜的蔬菜和水果是维生素的主要来源，也可以每天增加一些果蔬汁来满足机体的需要。如果饮食摄入不足，可遵医嘱，每日补充复合维生素。

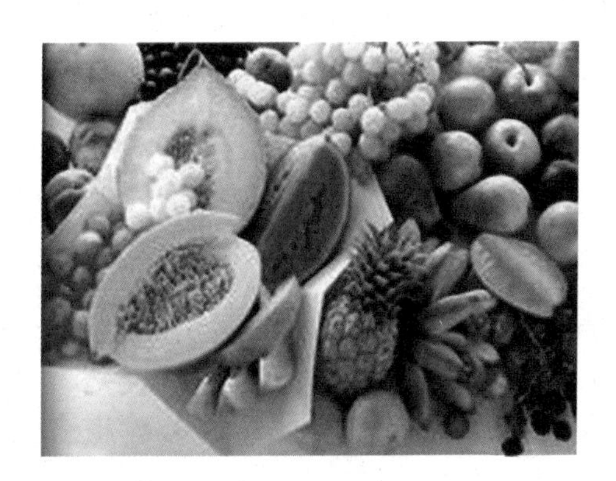

152. 营养状态差的食管癌患者为什么需要营养支持?

食管癌手术属于大手术，影响患者的呼吸、循环功能，对患者的身体打击大，因此对患者的全身情况要求较高。营养状态不佳导致患者全身情况变差，将增加手术并发症（术后身体恢复出现问题），如抵抗力差容易感染、组织愈合能力差等，死亡风险也会增加。长期进食差，就意味着患者已存在营养不良，因此有必要给予营养支持，以利于术后患者的顺利恢复。

153. 术前营养支持的方法有哪些?

若患者只可进流食，首选口服的在肠道吸收的营养制剂（如瑞代、安素、维沃等）—— 经过营养配方的专用营养制剂，特点是营养全面，好吸收且产生大便少；其次是牛奶加糖或营养粉剂。若患者连喝水或喝汤都困难，则需要肠外营养支持（即通过静脉输营养物质），并按公式补充人体所需的多种营养成分。

154. 食管癌患者术前如何调理营养?

食管肿瘤因进行性吞咽困难，导致多数患者饮食下降、食欲不振、体重急剧下降，还因术前限制饮食的一些检查，使患者营养状况更差，极易造成营养失衡。患者应进食高热量、高蛋白、丰富维生素矿物质的流质或半流质饮食。少量多餐，一日三餐改成一日 6~8 餐。若患者仅能进清流质食物，营养状况较差，可肠外给予高营养饮食，或咨询营养师给予帮助。

155. 食管癌患者术后营养如何调理？

术后一般鼻饲管灌入营养饮食，营养液的配方由特殊医学配方食品和普通食物制作而成，一般由低浓度开始循序渐进滴入，待适应一两天没有不适后增加一些浓度，最后能达到维持机体能量需要的浓度。术后 7~8 天可经口进流质饮食。术后 9~10 天进无渣半流饮食，第 11 天开始改吃普通半流食及软食，少量多餐，保证患者优质蛋白的摄入，尽量达到营养均衡。进食过程中应细嚼慢咽，食物制作要烂、软易消化，禁食辛辣、粗糙、过硬的食物。饭后喝少量的温开水冲洗食管。由于手术将食管切除，导致胃的容积减小，极易造成患者进食后有饱胀感；如果切除贲门，术后会有胃里内容物反流，为避免反流造成吸入性肺炎，所以饭后 30 分钟，应保持坐位或半坐卧位，1~2 小时再睡觉。出院后，继续注意营养摄入，少量多餐，避免暴饮暴食，禁烟酒，适量运动，注意口腔及饮食卫生。如果进食达不到机体需要量，请咨询营养师给予帮助。

156. 食管癌术后进食的不良反应有哪些？

（1）吞咽不畅：因为手术切除了贲门，吻合口直径太大明显增加胃酸反流，故人工的食管胃吻合口常规是直径25mm。且人工的吻合口也是靠瘢痕愈合，较正常食管缺乏弹性，故轻度吞咽不畅（进食馄饨、饺子顺畅）可不用处理。若仅能进半流食，则需要明确是否有吻合口狭窄，这时应行胃镜检查：一方面除外肿瘤复发，另一方面对扩张治疗有一定估计。一般扩张2~3次，进食将明显改善。每次扩张后，要坚持吃米饭、馒头类较硬的食物，以保持扩张的成果。

（2）腹泻：这是消化道结构改变的远期并发症，是功能性的，而非细菌性肠炎，用抗生素反而有害。应先调整食物种类，如有些人吃鸡蛋或油腻食物时易诱发，再适当口服治疗功能性腹泻的药物（如思密达），或助消化的药物，中药也可尝试。

（3）反流：尤其是食管胃吻合口位置较高时易发生，因为贲门已切除，失去了抗反流的机制。先调整饮食习惯，尤其是晚饭，减少流食和饮水量，睡前适当慢步活动，再口服增加胃动力药物和抑制胃酸分泌的药物。

157. 患者手术后出院如何进行饮食调整？

因为是消化道手术，所以术后解剖结构的改变必然导致进食习惯的改变。如果饮食没能尽快恢复，则全身状态肯定难以尽快恢复，还将影响后续的辅助治疗。①食物软硬的要求：出院时患者多已进食面条和大米粥，这样出院一周应进食馄饨、饺子，出院两周应进食米饭、馒头，出院一个月能吃较硬的食物（如烙饼）；如果术后长期吃面条和稀粥，将明显增加食管胃吻合口狭窄的概率。②进食习惯的调整：原则是怎么舒服，就怎么吃。一般情况下，先从细嚼慢咽，少量多餐开始，逐渐增加每餐的进食量和减少进餐的次数。饭后应少许慢步活动，有助于食物的排空和消化。

158. 大手术后患者用吃什么补品吗？

市面上的补品五花八门，不外乎添加或强化了某些营养素，功能性的成分多。

在康复阶段，我们既需要功能营养素，更需要基础营养素，再好的补品没有基础营养素，患者一样不能很好地康复。合理营养，平衡膳食，有利增加机体免疫功能，患者机体能够更好地恢复。每日的饮食摄入应包括富含优质蛋白质的鸡、鸭、鱼、肉、蛋、奶、豆类等；能量主要来源的五谷杂粮，做到粗细粮搭配好；适量的油脂类，以利于脂溶性维生素的摄入等；还要有新鲜的蔬菜和水果，使机体摄入丰富的维生素、矿物质及抗氧化的物质。做到合理的饮食及调理，再加上有功能的营养补品，会给患者康复带来一个锦上添花的效果（具体补品如何添加请咨询营养师）。

159. 放疗患者饮食上如何调整？

患者在接受放疗时，或多或少都会出现一些放疗反应，如食欲不振、咽部及食管疼痛、血象下降等，由于这些反应的出现会影响患者食欲，加之进食时的下咽痛使得患者不愿意吃饭，从而进食量减少，身体的营养得不到满足，导致放疗反应进一步加重，恶性循环最终会影响治疗的顺利进行，甚至中断治疗。所以，放疗患者的饮食调理是一个十分重要的问题。首先，患者饮食搭配要遵循“三高一低”的原则。所谓三高即指高维生素、高蛋白、高热量，如瘦肉、牛奶、海产品、新鲜水果、蔬菜等；一低指的是低脂肪；其次，患者进食要以清淡易消化食物为主，忌油腻及辛辣，尽量做得味美醇正，使患者易于接受；第三，根据放疗中出现的反应进行食物调整，如白细胞下降后应注意吃一些动物肝脏、菠菜、豆制品等。如果患者因放疗出现食欲不振、消化不良，可少量多餐，在总摄入量不减少的前提下，分多次进食。也可配合使用一些肠内营养剂来补充能量。

160. 放化疗前或放化疗中患者吃不进东西怎么办？

吃不进东西一般是由于肿瘤过大或肿瘤阻塞了食管腔，或肿瘤侵及喉返神经导致吃东西或喝水呛咳。可以在胃镜下放置一根鼻饲营养管到胃里，通过向营养管内注射流食或营养液来为患者补充营养；若患者连喝水或喝汤都困难，则需要肠外营养支持（即通过静脉输营养物质），并按公式补充人体所需的多种营养成分，同时尽快开始放化疗。

161. 食管癌患者接受放疗后为什么会出现吃不进饭的现象？

放疗刚结束短期内吃不进饭可能是由于肿瘤未完全消退或放

化疗所致食管黏膜水肿，吃饭时胸部食管疼痛而影响进食。若是放化疗结束较长时间逐渐出现吃不进饭，或从正常进食逐渐转向进半流食或流食，则有可能是放化疗后基本食管变硬弹性差，管腔狭窄导致；也有可能是局部食管癌复发，所以应到医院及时复查。

若是放射性食管炎所致，可消炎、消水肿、输液处理，慢慢可以恢复进食；若是肿瘤局部复发，则可请其他科医生会诊行复发后再治疗；若是放化疗后食管管腔狭窄所致，可以放置鼻胃营养管鼻饲营养或胃造瘘或暂时放置食管支架改善。

162. 放化疗中营养支持为什么特别重要？需要忌口吗？

放化疗中因治疗副作用导致口咽疼痛，吞咽疼痛，严重影响进食，导致体重下降。胸部肿瘤放疗时会出现食管炎，化疗时也会导致恶心、呕吐，腹部肿瘤放射或化疗时会出现腹泻等症状，同时放疗的全身反应还有食欲下降。这些情况使患者吃不下饭或营养吸收不好，导致营养不良。营养不良的危害非常大，主要有几个原因：①由于进食减少，营养供应不够，身体合成红细胞、血红蛋白的原料减少，出现贫血；继而会引起血液输氧能力下降，肿瘤因此缺氧，而缺氧的肿瘤细胞对放射线非常抗拒，影响疗效；②由于营养不良，身体抵抗力下降，易患感染、感冒，会出现发热甚至高热，需要中断放疗，影响疗效；③身体抵抗力和免疫力下降后，抵御肿瘤细胞侵袭的能力下降，容易出现远处转移，总体治疗效果下降；④营养营养不良，会出现体重下降，造成肿瘤与正常损伤加重。因此，接受放化疗的患者在治疗过程中以及治疗后的一段时间的营养支持非常重要，患者一定要克服困难，尽可能保持体重不下降。西医中不认为肿瘤患者饮食有忌口，目前没有科学依据证明一般饮食能促进肿瘤生长。但饮食也因人、因治疗方法、因病而定，应注意饮食结构。主张食谱多样化，以全面补充患者体质。

163. 术前新辅助治疗营养如何实施?

新辅助化疗作为癌症综合治疗的一种方法已得到越来越多的关注，但新辅助化疗会因化疗药物的毒副作用而引起患者营养和身体状况下降，降低手术的耐受程度。因此，该期间的营养支持显得格外重要。有效地评估患者的营养状况，不仅可使我们提早认识到该问题，制订相应的预防和治疗方案，而且还可通过营养支持治疗，减轻患者痛苦，改善预后。

164. 术后进行放化疗调理营养的时机?

患者术后随时进行营养补充。通常术后开始经口进食到下次放化治疗时间大约有 20 天（因人而异），所以在宝贵的 3 周时间里，营养调理尤为重要，放化疗期间营养储备好的患者对治疗的连续性和副作用的耐受性都会强于营养不足的患者。这段时间也是进行食疗的好时机，可根据患者的体质进行进补，能够较快地达到机体营养目标的需要量。可咨询营养师来制定个体化的营养治疗方案。

165. 什么时候开始加餐？

不能正常饮食，体重降低，以及治疗期间身体经常需要额外的热量和蛋白质来帮助维持体重并尽快康复者，需要按需加餐。

166. 睡眠不好的癌症患者其饮食如何调理？

肿瘤患者失眠是化疗的常见副作用，可由各种因素造成，常伴随尿频、恶心、呕吐、疼痛及夜间盗汗。饮食上调理如下：睡前饮用不含咖啡因的温饮料或喝一杯牛奶加糕点或饼干。如果饮食调理欠佳，向医生或营养医师咨询有助于睡眠的药物。

167. 喘咳患者适宜的食物？

喘咳患者适合吃的食物包括银耳、百合、山药、杏仁、核桃、鸭梨、柑橘、荸荠、枸杞子、白萝卜、蜂蜜、小米等。可用

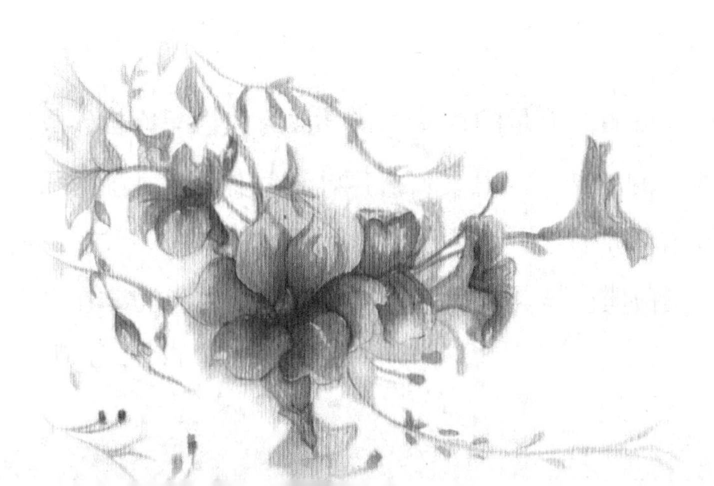

食疗方：黄精10克炖鸭；山药饮：北沙参3克、麦冬3克、山药50~80克，水500毫升，煮水代茶饮；双耳汤：干银耳5克、黑木耳2克、冰糖3克；百合粥；杏仁10克粥；玉竹（5克）粥等。患者还要根据体质进行调理。

168. 含铁高的食物有哪些？

手术后患者易造成缺铁性贫血，可补充一些含铁高的食物，如动物肝脏、动物血、猪牛羊瘦肉、豆类及制品、菌类（蘑菇、木耳）、芝麻等。另外补充含维生素C高的蔬果，如菜花、苋菜、豌豆苗、水萝卜、大白菜、鲜枣、山楂、猕猴桃、黑加仑、沙棘等，可促进植物性食物铁的吸收。

169. 含维生素 B_{12} 的食物有哪些？

动物食品如肉类、动物内脏、鱼、禽、贝壳类及蛋类。乳及乳制品中含量少，植物性食品中基本不含维生素 B_{12}。

170. 治疗中只能吃流食，怎么补充营养？

流食可用高能量的食品，将日常的食物配比打碎成稀薄的糊状流食食用，也可食用液态营养补充品作为均衡膳食的代替品。因为液态营养品包含各类营养素，可通过口服方式，摄取足够的热量和蛋白质。这类食品属于特殊医用食品，需要在专业的营养师指导下使用。

171. 化疗期间的饮食如何调理？

（1）化疗前和两次化疗间期阶段

患者表现特点：食欲基本正常，消化、吸收正常无发热。这期间是患者补充营养的最佳时期——不存在化疗反应，饮食正常。良好的营养可以增强免疫力，提高化疗的抗不良反应能力。从饮食安排上基本以普食为主。

原则：高热量、高蛋白、高维生素；高铁（缺铁性贫血）、适量脂肪；三餐为主，适当加餐。

要求：饮食热量必须充足能维持体重或增加体重，蛋白质应高于普通正常人，且1/2应来源于优质蛋白（肉、禽、蛋、奶）；应多食用含铁、叶酸、维生素C高的食物如动物肝脏、瘦肉类、肾脏、蛋及酵母和绿叶蔬菜、香蕉、柑、橘、橙、柚、猕猴桃、鲜枣、刺梨等；膳食以清淡为主，少食油类和脂肪高的食物，避免煎炸食物。多食蔬菜、水果（蔬菜500克左右，水果200~400克）。

（2）化疗初始阶段

患者表现特点：有可能出现食欲不振、口腔溃疡、胃部灼热、轻微腹痛腹泻等。虽然开始出现化疗不良反应，但患者仍可以进食，应尽可能补充营养。饮食可采用半流食（参考半流食举例）

（3）化疗反应最重阶段

患者表现特点：出现严重不良反应，恶心、呕吐加重，口腔、消化道溃疡严重，腹痛、腹泻严重，甚至出现发热。已无法正常进食，甚至出现进食抵抗。营养维持阶段，仅提供少量热量及营养，作用为保护胃肠道功能，如反应时间超过 3 天，应接受胃肠外营养支持。饮食安排上采用流食，可随意进餐。

172. 肿瘤患者要忌口吗？

糖尿病要忌口，高血压要忌盐，过度肥胖要控制饮食，这是大的方向。对肿瘤本身不主张忌口，营养跟不上，饮食不平衡，那么会导致身体气血生发不够，我们的身体更衰弱。疾病的伤害、各种治疗副作用等，免疫力下降，太过忌口，适得其反，不吃免疫力是上不去的。患者主要忌口的是含蛋白质的食物，当然动物性食物因为是蛋白质的主要来源，应注意适量食用。除吃中药时应该多注意忌口外，一般不宜过度忌口，以免影响营养的摄入。患者因病施膳：如放疗时应少吃羊肉等燥热食物，应多补充水分；手术后摄入足够的营养促进伤口恢复；消化道肿瘤患者应吃易消化、少刺激的食物。

173. 化疗患者需注意补充哪些维生素和矿物质？

化疗患者饮食需多样化，营养需搭配得当，多补充多种维生素与水果。化疗会造成叶酸的缺乏，应多摄入含叶酸多的食物如动物肝、蛋、绿叶蔬菜、柑橘、香蕉等；化疗可致神经损伤，引起的症状有腿脚疼痛以及肌肉无力、发痒、失去知觉等。治疗方法包括补充维生素 E、B 族维生素、谷氨酰胺、锌、钙和镁。化疗引起的具体症状需根据医生的建议补充多维片。

174. 化疗期间每天饮多少水?

每天务必饮用水或液体 1800 毫升以上。

175. 放化疗导致的恶心、呕吐后如何进食?

（1）可饮用清淡、冰冷的饮料，食用酸味、咸味较强的食物可减轻症状。

（2）避免太甜或太油腻的食物。

（3）在起床前后及运动前吃较干的食物，如饼干或吐司面包可抑制恶心，活动后勿立即进食。

（4）用餐时，先食用固态食物，再食用液体汤汁或饮料。

（5）避免同时摄食冷、热的食物，易刺激呕吐。

（6）少量多餐，避免空腹，胃部空空会让人恶心更严重。

（7）饮料最好在饭前 30~60 分钟饮用，并以吸管吸食为宜。

（8）在接受治疗前 2 个小时应避免进食，以防止呕吐。

恶心、呕吐患者适宜的食物：烤馒头、花卷、包子、松糕、米饭、姜片粥、西红柿疙瘩汤、白菜炖豆腐、蒸山药土豆泥、萝卜炖肉、海参、清蒸鱼、豆腐丝、萝卜炖排骨、鲜藕荸荠汁、山楂糕、荸荠、柠檬、柑橘、米醋、酸奶、麦芽等；也可适量饮用果汁、菜汁、淡茶水，以预防脱水。

健脾消食：山楂、萝卜、酸奶、麦芽、莱菔子。

176. 食欲不佳、厌食怎么办?

厌食的患者可以少量多餐，多调换口味花样。放松心情，适当运动。总躺着不动，食欲是不会好的。必要时可服用消化酶帮助消化，如胃蛋白酶、胰蛋白酶，以及口服谷氨酰胺及一些肠内营养制剂。饮食宜小体积高能量密度，以保证营养需要。

177. 口干吃点什么食物好?

小口细嚼，进食冷藏或室温下柔软的湿润食物。尝试水果和蔬菜、煮嫩的鸡肉和鱼肉、精加工的谷类、棒冰、冰沙和混合沙拉。避免容易黏在上颚上的食物如花生酱或软面包；食物中加入黄油、花生酱、肉汤、酸奶、牛奶和水以使其湿润；将干的食物蘸或浸入液体。咀嚼不含糖的口香糖以刺激唾液分泌。限制过咸和辛辣食物。营养补充剂，多吃水果等生津食物，用白萝卜和梨煮水喝。

178. 放化疗出现腹泻饮食如何调理?

确保补充腹泻中丢失的水分和电解质。日间饮用大量清淡的不含碳酸的液体，每天 2~2.5 升。啜饮液体而不是狂欢。最好的液体是水、清茶、肉汤、稀释果汁、运动饮料、商业化生产的电解质补充饮料或自制的电解质补充饮料。饮用室温的水，这可能比饮用热的或冷的饮料更容易。

可用低纤维食物如白面包、白米、苏打饼干和煮熟的去皮土豆替代高纤维食物。避免生的水果和蔬菜，熟香蕉除外。煮熟的水果是可以的。避免摄食会导致胀气的饮料和食物如碳酸饮料、胀气蔬菜和咀嚼口香糖。

使用益生菌补充剂。

179. 便秘多选用哪些食物？

没有梗阻的便秘：增加膳食纤维摄入，如果医生同意，进食高纤维和体积大的食物，如全麦面包和谷类、水果和蔬菜，以及干豆类。逐渐将这些食物添加到患者的膳食中避免胀气，逐步增加摄入直到排便正常。增加液体量摄入，每天 2 升液体并且尝试水、西梅汁、暖的果汁、茶和热柠檬。同时也要增加活动量。

伴有肠梗阻的便秘，低膳食纤维或低残渣膳食医嘱。不能进食高纤维膳食。每天的早餐用固体食物，晚餐用软食及食流。禁食咖啡、酒精及填充性通便剂。

180. 口腔溃疡饮食调理？

避免酒精、碳酸饮料及吸烟。避免刺激性香料、调味料和佐料，如辣椒、辣椒粉、丁香、肉豆蔻、洋葱汁、辣椒酱和芥末等。避免食用坚硬的、干燥的或粗糙的食物，宜食用软的清淡食物，或用搅拌机将食物打碎成液态以使其易于吞咽。食物应晾凉或微温以减少对口腔的刺激。利用吸管吸食液体食物以避开口腔溃疡处。清洁口腔，用小苏打水和盐制成的漱口水，使患者口腔清洁，这可使患者感觉更舒服一些。补充 B 族维生素，食用高蛋白、高热量食物促进愈合。严重时，使用鼻胃管摄入营养。

181. 治疗期间如何纠正白蛋白低?

患者白蛋白降低提示营养不良，对于术后患者，会导致手术切口延迟愈合，患者易受感染；对于放化疗患者，可能导致治疗中断。因此，应提供足够的营养成分，纠正白蛋白水平。饮食中应加强高蛋白食物的补充，如鱼、肉、蛋、奶以及大豆制品等优质蛋白食物。此外，最好使用蛋白营养补充剂——蛋白粉，以更高效、及时地补充蛋白质。

182. 应该吃什么以对抗白细胞和血小板计数降低?

白细胞和血小板计数降低是放化疗造成骨髓抑制所引起的不良反应。患者除均衡饮食外应多补充高蛋白饮食，如鸡蛋、牛奶、酸奶、瘦肉、牛肉、豆制品、动物肝脏、鱼、乳清蛋白质粉等。香菇、黑木耳、红枣、阿胶、花生衣、黄花菜等平时经常吃一些。

提供几个小验方供参考：

（1）鸡血藤 30 克、黄芪 15 克、大枣 10 枚，煮水。主要有补中益气、活血、养血补肝的作用。

（2）大枣 50 克、花生米 50 克、玉米须少许，加少量红糖，煮水喝，煮好后把玉米须弃掉喝汤（血糖高的患者不要加糖）。主要有补脾和胃、止血、利尿消肿的功效。

（3）牛蒡大的 1/5 根、大枣 4~5 枚、花生米约 15 克、甜杏仁约 15 克、胡萝卜 1 根，煮汤，喝汤吃肉。主要有健脾补虚、益气生津、和胃润肠的作用。

以上可作为化疗期间的食疗内容进行饮食调理。在治疗期间，患者也要根据自己的体质和季节的变化灵活掌握。

183. 不喜欢吃肉，如何补充蛋白质？

患者无论在治疗期间或康复阶段都应摄入一定量的优质蛋白，也是患者提高机体免疫力不可缺少的营养物质。优质蛋白质存在于各种动物性（鸡、鸭、鱼、猪、牛、羊肉）和植物性（大豆）食物中。肉类是优质蛋白质的良好来源，患者如果肉类食品吃得少，可食用牛奶、鸡蛋、大豆及制品来补充优质蛋白质。此外，食用蛋白质粉也是快速、有效补充蛋白质的有效方法。尤其是乳清蛋白粉，它有合成自身蛋白（促进肌肉合成）的启动因子，因此可适量补充。

184. 汤的营养价值高吗？

一般的观念都会觉得汤比肉更有营养。据测试，汤里所含营养只占原料的5%~10%，多为维生素、无机盐等成分，而大部分营养成分（尤其蛋白质）仍留在渣（肉）里。肿瘤患者所需要的是肉中的蛋白质，并且大部分肿瘤患者的饭量降低，所以营养医生建议，要想多补充营养，应鼓励先吃肉再喝汤或汤和肉一起吃。

以鸡汤为例，鸡汤的营养价值并不高，鸡汤中的鸡肉比汤更容易消化吸收。溶到汤中的蛋白质也不到总数的10%，也就是说，还有90%多的蛋白质仍留在鸡肉中。鸡汤里拥有的营养物质很有限，其中所含的营养物质是从鸡油、鸡皮、鸡肉、鸡骨内溶解出的少量水溶性的小分子蛋白质、脂肪和无机盐等。

185. 为什么建议吃一些动物蛋白？如果对动物蛋白不耐受呢？

蛋白质的食物来源可分为植物性蛋白和动物性蛋白。其中，蛋、奶、肉、鱼等动物蛋白质以及大豆蛋白质的氨基酸组成与人体必需氨基酸需要量模式较接近，所含的必需氨基酸在体内的利用率较高，故称为优质蛋白质。而在植物蛋白质中，赖氨酸、蛋氨酸、苏氨酸和色氨酸含量相对较低，所以营养价值也相对较低。动物蛋白为优质蛋白，利用率高，可适量食用；大豆蛋白是植物蛋白中的优质蛋白，如果对动物蛋白不耐受可以食用大豆蛋白补充。

186. 牛奶促进肿瘤生长吗?

不会。没有证据显示牛奶会促进肿瘤的生长，相反，牛奶营养丰富，其含有多种能增强人体抗病能力的免疫球蛋白抗体，具有防癌作用；此外，牛奶中所含的维生素 A、维生素 B_2 等对胃癌和结肠癌有一定的预防作用。“中国居民膳食指南”推荐每日饮奶量为 300 毫升，肿瘤患者饮用牛奶可补充蛋白质。

187. 牛羊鸡肉鸡蛋是发物吗?

民间所谓发物的说法其实并无确切科学依据。动物性食物因为是蛋白主要来源，应注意适量食用。这类食物含有丰富的优质蛋白质，而肿瘤患者在治疗期间非常需要蛋白质，促进细胞组织修复，所以肿瘤患者需要吃这些食物。最重要的是选择新鲜、符合卫生安全的动物性食物，患者吃了就有营养。

188. 营养支持（加强营养）会促进肿瘤生长吗?

在许多指南里面都说明，没有证据表明营养支持促进肿瘤生长。那么相反，营养支持的目的是什么？营养支持不是治疗肿瘤本身，主要改善患者的营养状况，提高患者免疫功能。给予患者营养支持，营养状况改善后便于我们采取许多抗肿瘤治疗的手段，使患者生存期延长。

因此出于对营养支持会促进肿瘤生长的担心而放弃营养治疗，是没有依据的。患者仍应积极采取营养支持治疗。

189. 酸性体质适合肿瘤生长，我们怎样变成碱性体质？

在食物化学研究中，根据食物燃烧后所得的灰分性质，将食物分为酸性和碱性，而不是根据在体内形成酸性及碱性物质。食物在人体内消化、吸收、代谢后形成的酸碱性，非常复杂，但都会经过机体的酸碱平衡调节而维持机体正常的酸碱度，正常情况下不会出现所谓的酸性体质或碱性体质。流行病学研究证明，常吃蔬菜、水果及粗粮等对人体是有利的。但在肿瘤治疗期间，要膳食均衡，不能片面追求水果蔬菜摄入量，更要保证足够的蛋白质摄入量，推荐高能量、高蛋白、高维生素饮食。具体方案需咨询营养师。

190. 加强营养后肿瘤吸收的多还是正常细胞吸收的多？

对肿瘤患者的营养支持是疾病治疗和康复的需要，是实施各种治疗措施的保证。同正常人一样，肿瘤患者每天需要消耗一定的营养，再加上肿瘤生长的消耗与手术、放疗、化疗等治疗措施造成的大量消耗，所以肿瘤患者必须补给身体所需要的营养，而且需要的营养要比正常人多。加强对肿瘤患者的营养支持和补充，则可在改善患者机体营养状况的同时，不仅不会促进肿瘤组织的生长，反而可以抑制恶性肿瘤，增强机体的免疫功能，并可以有效配合和承受各种治疗措施，保证治疗效果，提高肿瘤患者的生活质量并延长生存期。

191．喝酸奶好还是喝鲜牛奶好？

酸奶和鲜牛奶的营养价值都很高。酸奶是由优质的牛奶经过乳酸菌发酵而成的，经发酵牛奶中的乳糖、蛋白质被分解成小分子（如半乳糖），使蛋白结成细微的乳块，更容易被消化吸收。另外，酸奶中含有的乳酸菌有助于肠道内物质的消化吸收、增强机体免疫力、对老年人便秘有较好的效果。

192．保健品能吃吗？

保健品对肿瘤患者有一定的好处，但不能将这种作用无限夸大。肿瘤患者首先应该进行正规系统的治疗如手术、放化疗、中药、营养支持，这些正规治疗是保健品所无法替代的。肿瘤患者

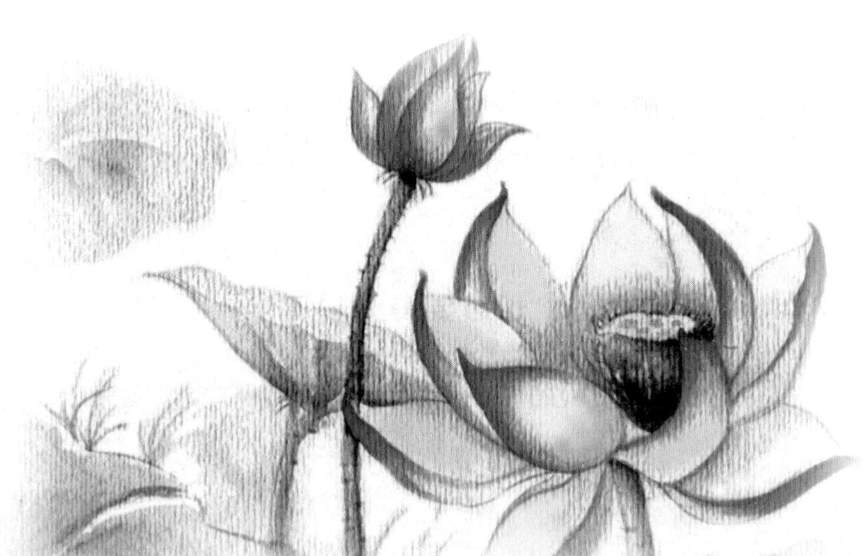

在选择保健品时，首先要想到保健品不是治疗药，同时要仔细阅读说明书，了解主要功效对症选购。还要注意是否有保健品标志、批号、厂名等。

193. 每天补充一粒鱼油可以吗？

可以。鱼油中含有 ω-3 脂肪酸，它是一种多不饱和脂肪酸，这种物质人体无法自己合成，需要饮食摄入。腹部大手术患者最好接受 5~7 天含免疫调节物质 ω-3 脂肪酸的肠内营养。当患者出现进行性、非自主体重下降时，补充 ω-3 脂肪酸可有助于稳定体重，还有证据认为可减轻化疗副反应。

194. 冬虫夏草、灵芝孢子粉能吃吗？

冬虫夏草和灵芝多见于传统医药学典籍记载。此类中医药保健品在我国有悠久的使用历史，广泛应用于各种疾病的治疗中。虽然如此，它们却不属于肿瘤营养治疗手段，患者并不能依靠服用冬虫夏草和灵芝孢子粉来代替营养治疗。冬虫夏草、灵芝孢子粉等保健品无法提供充足的能量供给机体以完成人体代谢需要。这类保健品应在正规医院医生的指导下服用。

195. 肿瘤患者有没有必要每天吃海参？

海参是珍贵的食品，也是名贵的药材，具有滋阴血，润内燥之功效。现代研究表明，海参具有提高记忆力、防止动脉硬化、糖尿病以及抗肿瘤作用。患者可根据经济条件和体质选择。一周吃3~4次也行，但每天不超过两根。

196. 无鳞鱼能不能吃?

可以吃。同其他鱼类一样，无鳞鱼富含优质蛋白质，营养价值很高。不少无鳞鱼的脂肪含量较一般鱼类高，含有ω-3脂肪酸，这种脂肪主要是多不饱和脂肪，有助于减少心血管病的发生并有一定的抗癌效应，是人体所必需的营养物质。有些患者担心无鳞鱼是发物，其实不然。就拿带鱼来说，在我们的中医书里说它补五脏，祛风杀虫，和中开胃、暖胃、补虚、泽肤等，是患者可以适量食用的食物。

197. 放化疗期间能吃生蒜吗?

大蒜属辛辣食品，对阴虚火旺者以及有眼疾或口腔/胃有溃疡的患者不宜食用，以免加重刺激。大蒜有杀菌和抗肿瘤作用，如果患者作为口味调剂，可适当地少吃一些是可以的。

198. 加工的熟肉制品我能吃吗?

熟肉制品加工过程中可能添加了很多的原辅材料、添加剂等，存在质量安全隐患，同时又由于运输、储存的环节，可能导致微生物滋长。所以还是建议吃新鲜的、自己烹调的肉类为好。在治疗期间，如果食欲不佳，可适量食用调剂口味。

199. 泡菜、酸菜能吃吗?

当年腌好的酸菜可以调剂口味吃，每周可吃 1~2 次。泡菜经过发酵后含有乳酸菌，对身体是有益的，可以吃。但食物还是要多样化，每天要吃新鲜的蔬菜为好。

200. 蔬菜、水果每天吃多少?

按照我国居民膳食指南中显示，水果类每天 200~400 克；蔬菜类每天 300~500 克；蔬菜中尤以颜色深的绿色、橙色菜的营养丰富，每天最好选用五种以上的蔬菜，总量为 300~500 克。

201. 蔬菜、水果吃不足怎么办?

蔬菜富含维生素、矿物质、膳食纤维及抗氧化的作用，可以形容为“抗癌尖兵”，每天吃一定量的蔬果对患者是有益处的。在各种治疗中，尤其是放化疗中会造成食欲不振等不良反应，导致蔬菜、水果摄入量不足。这时可以把蔬果榨成汁来补充。如果确实摄入困难可以用复合维生素矿物质片剂以及膳食纤维来补充。

202. 水果和蔬菜能否互相替代？

不能，蔬菜特别是深色蔬菜的维生素、矿物质、膳食纤维等含量高于水果，水果的碳水化合物、有机酸和芳香物质比蔬菜多。

古代养生理论提出的“五菜为充，五果为助”，可见祖辈们早就知道蔬菜和水果的营养价值它们是不能互相替代的。

203. 蔬菜应该生吃还是熟吃？

蔬菜生吃熟吃各有利弊。如蔬菜中所含的维生素 C 及一些生理活性物质，就很容易在烹调中收到破坏。生吃一些西红柿、洋葱、黄瓜等可以最大限度地获得好处。不能生吃的蔬菜，如颜色呈绿或橙黄的蔬菜含有丰富的胡萝卜素，叶黄素、番茄红素等，最好能熟吃。这样机体能够充分的利用和吸收。

能吃的生菜就生吃，不能吃的生菜，不要过度烹炒，尽量减少营养的损失。

204. 治疗期间为增加食欲可否吃辣椒？

辣椒作为蔬菜和食品调料，在我国具有悠久的食用历史。辣椒具有增加食欲、振奋精神、促进血液循环、强胃健脾等功效。辣椒中含有的辣椒素还具有镇痛作用，但过多食用会刺激肠壁，引起腹部不适。因此，如能增加食欲，对胃刺激不大，感受良好的话，可以适量吃。建议吃新鲜的辣椒并在烹调时加一些偏凉或寒的食物（如苦瓜、黄瓜等）以中和食物的性味。

205. 出院后选择饮食注意什么?

合理安排饮食，选择多种多样的食物，尽量每天食用足量的水果和蔬菜；根据患者患病部位选择五谷杂粮；每次购物时，都选择一种新的水果、蔬菜、低脂食物或全麦食物；限制红肉的摄入，增加鱼、鸡、鸭、大豆及制品等优质蛋白质的摄入；避免腌制的、烟熏的及油炸的食物；选择低脂奶和奶制品；饮食注意卫生；如果饮酒需经主治医生或营养师的同意。如果已超重，可考虑降低热量和增加活动量来减轻体重。选择患者喜欢的活动。

206. 康复期肿瘤患者如何食疗?

请营养师帮患者制定一个营养均衡的饮食计划。由于患者经过一段时间的治疗，身体损耗很大，根据体质可选一些食疗药膳来调理机体。可选一些补气药膳：黄芪炖乳鸽、人参黄芪烧活鱼、西洋参莲肉汤、山药炖鸭块、山药汤代茶饮；补血食疗膳食：当归炖母鸡、牛肉红枣汤，菠菜猪肝粥等；养心安神食疗膳食：柏子仁炖猪心、冰糖龙眼莲子枣仁江米粥、百合粥等；滋补肾阴食疗膳食：枸杞子炖甲鱼、葱烧海参等。

多吃蔬菜和水果；粗细粮搭配；不提倡饮酒；吃一定量的蛋白质食物；少吃高脂食物少吃盐；可适量添加营养补充剂。

207. 康复期患者能喝酒吗？

不提倡饮酒。如果饮酒，应获得医生或营养师的同意。

208. 为减少不良反应，如何合理安排饮食与化疗的时间？

化疗用药当天，将早餐提前、晚餐推后，可避免或减轻发生恶心、呕吐等消化道不良反应。另外，化疗期间要采取早餐进食清淡的食物，量取平时的一半，1~2小时后进行静脉化疗，可有效减轻化疗所致的呕心症状。如果恶心、呕吐、食欲差等反应较重，可请医生开些对症的药物。

209. 吞咽困难选择什么食物好？

正餐或点心尽量选择质软、细碎的食物，例如：绞肉泥、蒸蛋等并以勾芡方式烹调，或与肉汁、肉汤等同时进食可帮助吞咽，亦可制成较滑口的形态，如：果冻类、布丁类、泥糊状、液态类。

如果不能摄入足够食物以满足需求，请使用肠内营养补充剂。

210. 食欲不振怎么安排膳食?

少食多餐，提供高热量、高蛋白饮食、点心、饮料或尝试用各种温和的调味料，经常变化烹调方式与形态，注意色、香、味的调配以增加食欲。尽量少由患者自己烹调油腻的食物，否则可能影响食欲。用餐前做适当的活动或使用少许开胃、助消化的食物如山楂、鸭肫、谷麦芽、萝卜、山药、刀豆、酸奶等。如果没有改善，主管医生会给患者服用增加食欲的药物，或补充适量的维生素、矿物质。

211. 如何安排膳食以抵消化疗药物引起的不良反应?

肢体麻木：除咨询医生用一些营养神经的药物——B 族维生素补充外，在饮食调理上应增加维持和保护神经系统作用的食物：动物肝脏、牛肉等肉类、鸡蛋、奶、鱼卵、酵母、米糠、麦麸、全麦、燕麦、黄豆、豇豆、豌豆、核桃、花生、菠菜、小白菜、油菜、茼蒿、红苋菜、茴香、芹菜、西红柿、竹笋、香蕉等。避免进食生冷食物；避免接触寒冷物体并注意保暖和肢体按摩。

疲劳和乏力：对神经组织和精神状态有良好影响的食物：多食一些优质蛋白的食物如肉、蛋、奶、鱼等。如果对这些食物吃得不足，可加一些乳清蛋白质粉补充，以及新鲜的蔬菜和水果。同样如果摄入不足，可做成蔬果汁补充，患者耐受性会好些。还可适当用一些补血益气的药膳如阿胶、黄芪、党参、当归、大枣、山药等配一些食材食疗。

贫血（血红蛋白<11 克/分升）：肉类选择红肉如猪肉、牛肉、羊肉、各种肝类等含铁质丰富，吸收率高；蔬菜水果富含丰富的维生素 C，可以帮助铁质的利用，含维生素 C 较高的水果有：猕猴桃、柠檬、柑橘、鲜枣、刺梨、山楂等；水果在餐后半小时至 1 小时内进食比较有利铁质的吸收利用；严重时应遵医嘱补充。

肝肾功能损伤：改善肝肾功能的食物有：肉、鸽、鸽子蛋、乌鸡、鱼、贝类、奶、红小豆、黑豆、水芹菜、芦笋、紫甘蓝、胡萝卜、小米、莲子、苦瓜、冬瓜、木瓜、柑、山楂、栗子、枸杞子等。

212. 味觉改变如何调理？

肿瘤通常会降低味蕾对甜、酸的敏感度，增加对苦的敏感。糖或柠檬可加强甜味及酸味，烹调时可多采用。避免食用苦味较强的食物，如芥菜等。选用味道较浓的食品，例如：香菇、洋葱等。为增加肉类的接受性，在烹调前，可先用少许酒、果汁浸泡或混入其他食物中食用。经常变换食物质地、菜色的搭配及烹调方法等以增强嗅觉、视觉上的刺激，弥补味觉的不足。若觉得肉类具有苦味，可采冷盘方式或用浓调味来降低苦味，亦可用蛋、奶制品、豆类、豆制品或干果类取代之，以增加蛋白质摄取量。

213. 口干的营养调理?

为降低口干的感觉可口含冰块、咀嚼口香糖、饮用淡茶、柠檬汁或高热量饮料等，避免调味太浓的食物，如太甜、太咸或辛辣的食物；亦应避免含酒精的饮料。食物应制成较滑润的形态，如果冻、肉泥冻、菜粥等；亦可和肉汁、肉汤或饮料一起进食，有助于吞咽。可食用多汁的水果如梨、马蹄、藕、桃、苹果、瓜类等。常漱口但不可滥用漱口药水，保持口腔湿润，防止口腔感染，亦可保护牙齿。避免用口呼吸。

214. 什么是营养干预?

通过症状控制、饮食指导、口服营养补充等手段帮助患者增加营养摄入，维持或改善营养状况。

215. 何谓肠内营养?

是指经胃肠道用营养补充或管饲的方法为机体提供代谢需要

的营养基质及其他各种营养素。

216. 什么是口服营养补充？

通过口服肠内营养制剂（特殊医用配方食品）以补充正常食物摄入的不足。研究发现，每天通过口服营养补充提供的能量400~600千卡才能更好地发挥口服营养补充的作用。

217. 什么是营养治疗？

是通过饮食指导、营养补充及肠内肠外营养支持等途径预防和治疗营养不良、调节免疫代谢，最终达到改善营养状况、增强抗癌治疗效果、降低抗癌治疗的不良反应、提高患者生活质量之目的。

218. 如何判断患者的营养状态好不好？

患者大概可以自行判断，一是看最近食量有没有减少；二是看体重。由于治疗或其他原因最近饮食量减少了，有的比原来少了1/3，有的减少了一半，出现这种情况的原因可能跟治疗有关，影响了进食。这种情况患者要向主管医生说明或咨询临床营养师，取得他们的帮助，用改变饮食或增加口服营养补充来改善营养，增强体质，顺利完成抗肿瘤的治疗。

体重也是反映营养状况直观的指标（前提是没有水肿或水

潴留)。体重下降,反映的是患者的饮食摄入不足,不要等到体重下降了再重视营养问题,从食量开始减少就要重视。

用这个公式可简单地计算:身高-105=得到的数值,与患者现在实际体重相比较,就能看出体重是不是达标,如身高 160-105=55 公斤,±10%都正常,也就是 49.5~60.5 公斤都算正常。也可用 BMI=体重(公斤)÷ 身高(米)^{2}正常 18.5~23.9 之间。简单自评后,大概能看出有没有营养不足。但为了更客观的判断是否存在营养不良风险,临床营养师会经过全面的营养评估,根据评估结果进行营养诊断。如果患者存在营养不足,会给患者进行营养指导并制定个体化的饮食及营养治疗方案。

219. 什么是特殊医用配方食品?

根据中华人民共和国国家卫生和计划生育委员会 2015 年 4 月 15 日发布的《特殊医学用途配方食品通则》,特殊医学用途配方食品是为了满足进食受限、消化吸收障碍、代谢紊乱或特定疾病状态人群对营养素或膳食的特殊需要,专门加工配制而成的配方食品。该类产品必须在医生或临床营养师指导下,单独食用或与其他食品配合食用。该类产品分为三类,即全营养配方食品、特定全营养配方食品和非全营养配方食品。

220. 什么时候需要补充特殊医学用途配方食品？

在疾病状况下，无法进食普通膳食或无法用日常膳食满足目标人群的营养需求时，可使用特殊医学用途配方食品提供营养支持。其中，全营养配方食品适用于需对营养素进行全面补充且对特定营养素没有特别要求的人群。特定全营养配方食品适用于特定疾病或医学状况下需对营养素进行全面补充的人群，并可满足人群对部分营养素的特殊需求。非全营养配方食品则适用于需要补充单一或部分营养素的人群。

特殊医学用途配方食品虽然是食品，但不是正常人吃的普通食品。通俗地说，特殊医学用途配方食品是患者吃的饭。就是老百姓常说的："生病了，要吃点好的，增加营养。"但这里所说"患者的饭"，是经过了临床医生和营养学家们大量的医学科学研究，以科学的客观事实为依据的配方食品，是科学的、营养的、健康的"饭"。全营养型口服营养补充剂包含均衡饮食中所含有的各种营养素，如蛋白质、碳水化合物、脂肪、矿物质、维生素甚至纤维素，专为一些不能正常进食或缺乏食欲的人而设计，无论是经口进食或采用管饲方式进食的时候，特殊营养品都可以符合患者的要求。

221. 化疗期间为什么要适量多饮水？

肿瘤患者在化疗期间应当增加饮水量。这是因为在接受大剂量化疗时，患者常会出现恶心、呕吐、食欲不振等不良反应，水分常摄入不足。如果呕吐频繁会导致脱水，患者易出现口腔干燥、吞咽困难等症状。此时多饮水能补充机体所需，减轻呕吐形成的脱水，同时也减少了口腔干燥引起的局部疼痛并滋润黏膜。

化疗药物具有诸多不良反应，部分药物易造成肾脏损害及膀胱毒性。当使用大剂量药物时，由于肿瘤组织崩解，尿酸排出量增多，需要大量的液体来冲刷，以免造成这些物质在肾脏的肾小管内结晶、沉积。为避免引起化疗不良后果，化疗期间最好能每日饮水 2500 毫升以上，使每日尿量不低于 2000 毫升，促使代谢产物尽快排出，减少对肾脏的毒性。

患者应少量多次饮水，以防引起腹胀呕吐等不适。如患者不喜欢喝白开水，可喝些淡茶水、蔬果汁、木瓜奶茶、杏仁露、椰汁等饮料，也可吃多汁的水果和蔬菜，如西瓜、梨、桃、黄瓜、西红柿等。

222. 化疗药物引起尿酸升高，如何调理饮食？

化疗药物的应用致使大量的白细胞破坏，核蛋白转化率增加，血液中尿酸增加，引起高尿酸血症。化疗过程中注意观察尿量和尿色的变化。鼓励患者多饮水，保证每日充足的液体摄入，使患者每日尿量>2500 毫升，以加速尿酸的排泄。除遵医嘱给予药物外，在减少尿酸盐结晶沉淀基础上给予患者低嘌呤饮食，以少荤多素、宜碱忌酸、宜清淡忌味重为原则，多吃蔬菜、水果、谷类，如牛奶、鸡蛋、海蜇、海藻、海参、米、小米、面、麦片、藕粉、核桃、杏仁、花生、百合、莲子等含嘌呤较少的食物，忌食动物内脏、海鲜、贝类等富含嘌呤的食物，少喝荤汤等，以减少尿酸的形成。

附：食管癌患者推荐食谱

一、手术前食谱

1. 清流饮食

早餐：蒸嫩蛋羹 1 个
清鸡汤 200 毫升

上午加餐：果汁 200 毫升

午餐：冲稀藕粉 5 克（200 毫升）
过箩鸡汤 200 毫升

下午加餐：菜水 200 毫升（可用绿叶蔬菜、胡萝卜、西红柿等煮水）

晚餐：冲杏仁霜 5 克（200 毫升）

晚加餐：水果 200 毫升（用苹果、鸭梨、橘柑、柠檬、山楂等煮水）

2. 流食饮食

早餐：蒸嫩蛋羹 1 个
牛奶 250 毫升

上午加餐：果汁 200 毫升

午餐：菠菜叶肉泥稀米糊 200~250 毫升

蒸嫩蛋羹 1 个

下午加餐：菜汁 200 毫升

晚餐：豆浆冲藕粉 10 克（200 毫升）

晚加餐：牛奶冲鸡蛋（或泡饼干 200 毫升）

注意事项及说明：豆浆冲藕粉：先把藕粉冲熟然后兑上豆浆即可。米糊用捣碎机捣碎。

患者由于疾病状态造成进食困难，以上两种普通饮食内容不能满足术前机体的营养需要只能作为术前准备或过渡饮食。如何增加营养可找主管医生或营养师帮助。

3. 半流食

早餐：煮鸡蛋 1 个

豆腐脑 250 毫升

面包 1~2 片

上午加餐：香蕉牛奶 200 毫升（香蕉中等大的）

午餐：肉末小疙瘩汤碎菜 1 碗（250 克）

氽小丸子冬瓜（肉 50 克，根据患者喜好选择猪肉、牛肉、羊肉、鸡肉等）

下午加餐：牛奶 250 毫升

晚餐：山药南瓜粥 1 碗（250 毫升）

蒸茄夹（瘦肉 50 克、圆茄子 100 克）

4. 软食

早餐：紫米面馒头 1 两

煮鸡蛋 1 个

牛奶250毫升

午餐：软米饭2两

蒸草菇鸡球（鸡肉75克，草菇50克）

炒番茄菜花（菜花200克，番茄50克或用番茄酱）

下午加餐：果蔬汁200毫升

晚餐：椒盐蒸饼2两

芋艿老鸭枸杞煲（芋头50克，鸭腿150克）

清炒生菜（生菜200克）

注意事项：凡是汤类的菜，吃肉喝汤。

二、食管癌术后的常规营养食谱

食管癌患者术后不能经口进食要进行灌饲饮食，就是通过鼻胃管或鼻肠管来满足患者的营养需要。一般由主管医师或营养师根据患者的个体化情况来选择满足患者的营养需要。

一般情况下，遵医嘱术后大约第七八天开始吃清流饮食，第九天以后吃流食饮食，第十二天开始吃半流食，然后过渡到吃软食。

如果没有和疾病有关的特殊情况不能进食外（如发热、有瘘道等）按照这个饮食原则去做，患者就会顺利地渡过手术期，尽快恢复健康！

1. 普通清流饮食（术后经口进食第一二天）

早餐：稀米汤50~100毫升

上午加餐：胡萝卜汁50~100毫升

午餐：冲稀藕粉5克（50~100毫升）

下午加餐：菜水或果子水50~100毫升

晚餐：过箩高汤50~100毫升

晚加餐：冲杏仁霜5克（50~100毫升）

注意事项：吃清流食1~2天没什么不适就可进入流食阶段。

2. 普通流食饮食（术后经口进食第三四天）：

早餐：蒸嫩蛋羹半个~1个
牛奶100~200毫升

上午加餐：果汁100~00毫升

午餐：豆浆冲藕粉10克（100~200毫升）
蒸嫩蛋羹半个~1个

下午加餐：菜汁100~200毫升

晚餐：牛奶冲杏仁霜10克（100~200毫升）

晚加餐：牛奶冲鸡蛋100~200毫升

说明：除以上普通清流、流食内容外，还有特殊医用配方食品（在营养师的指导下使用），它营养全面基本能满足患者一日的营养需要，对术后机体康复有益。术前和术后的饮食不同，术后经口饮食由少到多、由稀到稠，由简单品种到多样需循序渐进。每餐后喝几口温水冲食管，以免有食物残留。

半流食和软食请参考术前半流食和软食饮食内容。

三、食管癌放疗营养食谱

早餐：小米山药大枣银耳粥1两（可把这些食物打成匀浆有利吞咽）

蒸蛋羹 1 个

上午加餐：全营养素 250 毫升（特殊医用配方食品）

午餐：肉末碎菜粥 1 碗（肉 15 克，米 50 克，青菜叶 50 克先焯一下再切碎）

汆小丸子白菜叶（肉 50 克，白菜叶 200 克）

下午加餐：果蔬汁 250 毫升（可分两次喝）

晚餐：馄饨 1 碗（菜肉馅 8 个左右）（面粉 50，肉 30 克，蔬菜 30 克）

蒸茄夹（夹肉）加汁（肉 50 克，圆茄子 150 克）

晚加餐：全营养素 250 毫升（特殊医用配方食品）

注意事项：食管癌患者治疗期间的饮食要少食多餐每天 6~8 餐

四、食管癌化疗营养食谱

早餐：山药大枣阿胶粥 1 两（阿胶 3~5 克即可）

蒸蛋羹 1 个

上午加餐：全营养素 250 毫升（特殊医用配方食品）

午餐：黄芪乳鸽龙须面 1 碗（黄芪乳鸽汤煮面，鸽肉要吃）

蒸白菜肉卷加汁（肉 50 克，白菜叶 200 克，整片菜过热水，软后卷肉上锅蒸，出锅浇汁即可）

下午加餐：果蔬汁 250 毫升（可分两次喝）

晚餐：馄饨 1 碗（菜肉馅 8 个左右）（面粉 50，肉 30 克，蔬菜 30 克）

肉末炒青菜叶（肉50克，菠菜150克）

晚加餐：全营养素250毫升（特殊医用配方食品）

注意事项：食管癌患者治疗期间的饮食要少食多餐，每天6~8餐

温馨提供食疗方：

（1）食管癌患者除积极的治疗外，还应该注意饮食的营养和调配，针对化疗、放疗后患者出现的贫血、白细胞低、精神疲倦、头晕、视物模糊、心悸气短、毛发不泽或易脱落、羸瘦萎黄等症。

［食疗方］当归3克、黄芪5克、熟地3克、砂仁2克、枸杞子3克、紫米15克、大米15克、小米20克、花生米15克、红小豆10克、小枣25克。

［食疗功用］补气养血、开胃和中，提高机体免疫功能、强身抗癌等功效。

［具体做法］把中药备齐煎至100毫升去渣待用，把粥煮至8成熟后，汤药倒进粥里直至煮熟。每天坚持喝1~2碗，这样效果较好，也可随自己的喜好或甜或咸。

（2）针对放射治疗的患者咽干、咽痛、口腔糜烂、吞咽困难、大便燥结等症状，应用食疗清咽润燥粥后，自主症状明显减轻。

［食疗方］生地3克、元参3克、麦冬3克、陈皮2克、银耳3克、山药10克、大米25克、小米25克。

［具体做法］把生地、元参、陈皮煎成100毫升汤药，过箩弃渣备用，把银耳、山药切碎，用无油干净的锅把水（大约800

毫升）烧开放入小米、大米、银耳、山药和煎制的汤药一起煮，煮熟后（大约剩 300 毫升）就可食用。如果用高压锅或电饭煲煮，效果更好，口感更细滑，便于吞咽。它具有清热解表，利咽、滋阴润燥、健脾和胃、润便等功效。

自制蔬菜汁：

［做法］把胡萝卜 3 两、西红柿 3 两、小白菜 3 两、油菜 3 两等蔬菜备好，洗净；然后锅内放水 500 毫升烧开，随即把蔬菜切成小块放入锅中，再放 10 克（一茶勺）植物油，盖上盖，等烧开后再煮 2~3 分钟关火，不打盖放置温凉后，用捣碎机捣碎过细箩，一杯营养的蔬菜汁就做成了。

这款蔬菜汁经营养专家们鉴定，维生素矿物质等营养成分丰富，可以推荐给患者饮用。

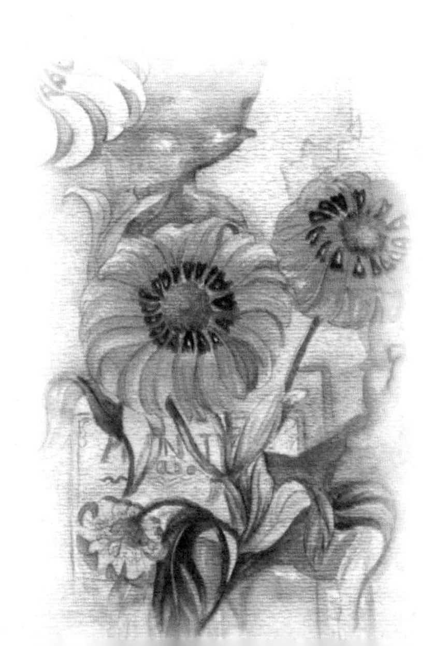

三、用 药 篇

◎总则
◎消化功能相关药物：胃动力药、抑酸药
◎营养支持药物
◎镇痛药
◎呼吸功能相关药物：止咳、平喘、化痰药
◎抗肿瘤药或靶向药物
◎合并症药物（高血压、降糖药、冠心病等）
◎中药

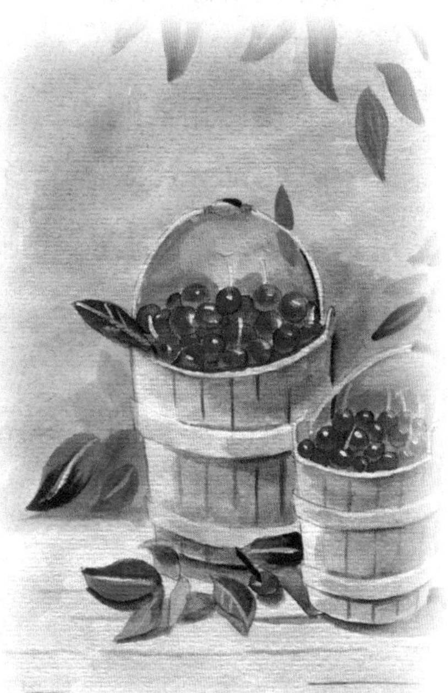

（一）总　则

223. 总是忘记吃药，怎么办?

通常来说，只有严格按照医生医嘱或药物说明书服药，才能确保使用的药物安全有效。为了避免患者忘记服用药物，可以采用以下方法：

（1）用手机备忘录或闹钟提醒：提前把服药时间、剂量等输入手机备忘录，提醒自己吃药。如果是老人，提醒的铃声应该大一些，以便能够及时听到提醒。

（2）制作一个简易的用药台历：把药名、服药时间和次数都备注在上面，每吃完一次，就在相应的位置上打一个勾。台历最好放在每天都能经过的地方，如水壶旁、床头柜或者客厅的茶几等，这样能随时提醒自己服药。

（3）使用分药盒：分药盒对于需要长期服用药物的患者来说，非常方便。患者可以每周将下一周需要服用的药物进行整理，并将分药盒放在显眼的地方。分药盒的优点就是外出时也可以随身携带。

当然，以上介绍的方法，患者可以根据自己的情况，任选一种，也可以结合起来使用。

224. 肿瘤患者同时吃多种药，需要注意什么？

临床上，有些癌症患者需要同时吃几种药，建议平时服药种类多的人注意以下几点：①多种药物之间可能存在药物相互作用，应咨询医生或药师如何正确服用这些药物；②选用复方药：如果没有特殊禁忌，可选用复方药；③小病别擅自加药：慢性病药物多需长期使用，服药种类相对固定。擅自增加用药种类，还可能造成两种药物共有的成分过量，引起不良反应；④保健品不能贪多：正规保健品能起到一定的辅助治疗效果，但也可能和药物发生相互作用，危害自己的身体。总之用药时应严格遵医嘱，并注意观察自己是否出现严重皮疹、恶心呕吐等症状，必要时就诊，在医生指导下调整用药方案。

225. 吃药时喝什么水最好？

一般用温开水最好，不能用酒、奶制品、各种饮料、茶水或咖啡等。牛奶中含有较多的蛋白质和钙离子，可与药物结合生成络合物，不易被胃肠道吸收，从而减弱药物作用；钙离子与磷酸盐类、硫酸盐类制剂生成溶解度较小的磷酸钙、硫酸钙沉淀，致疗效降低。饮料中往往添加蔗糖、蜂蜜等甜味剂，糖能减慢胃内容物的排泄速度，延缓药物的吸收，降低药效甚至引起严重的过敏反应，危害身体健康。茶水或咖啡中的咖啡因可能会影响某些药物的作用，而且某些药物可能还会和其中的一些物质发生反应，从而影响药效。

另外，用温度较高的热水服药，容易导致部分药物遇热后会发生物理或化学反应，进而影响疗效。

226. 用药期间为什么不能喝酒?

酒精会干扰药物代谢，影响药效。大多数药物进入人体后，须经肝脏代谢，而酒精会干扰这一过程，使得药物代谢受到影响，降低药物的疗效，增加药物的不良反应；药物也可抑制代谢酶，抑制肝脏中的解酒作用，使酒精的代谢中间产物乙醛在人体内蓄积，引起毒性反应。另外，酒精还会增加药物对胃肠道的刺激作用，严重者可引起消化道出血。所以，听医生的劝，别非得在这段时间内饮酒。

227. 吃药时哪种姿势最好?

吃药要讲究姿势，是为了更好地发挥疗效，避免不良反应。卧床病人最好采用坐式或将床头抬高 45°。普通病人服药时，应至少饮用 100ml 温开水，并保持站立姿势 1 分半钟。这样可使药物更快到达小肠，有利于药物的吸收，获得更好的疗效。

228. 胶囊为什么不能掰开吃?

药物做成胶囊的剂型主要从以下几方面考虑：①掩盖药物对

人本身味觉上的不良刺激，如特别苦、特别咸等；②可以掩盖药物的特殊气味，如臭味、刺鼻的味道等；③减少药物的刺激性；④延缓药物的释放；⑤控制药物释放的部位等。因此，如果将胶囊药物掰开服用则可能会出现以下情况：①药物的口感不好，难以下咽；②药物的气味很大，患者接受不了；③增加了药物的刺激性，如对食管及胃肠道的刺激性增加，也就增加了药物的不良反应；④使得药物释放过快，容易给患者带来一定的危险；⑤药物在不该释放的部位释放了，影响了药物治疗的效果等。所以，一般胶囊类的药物不建议掰开服用。

229. 服药期间出现哪些问题需要停药？

药物对于人体来说就是一把双刃剑，既能治疗疾病，缓解症状，又能因其毒理作用而对人体产生伤害。当服药过程中出现严重的过敏反应、副作用、肝肾及其他脏器损害时，需要停止服药。此时需要及时向医生咨询，及时调整治疗方案。

230. 术前如何调整用药？

肿瘤患者老年人较多，常同时有多种慢性疾病，平时需服药

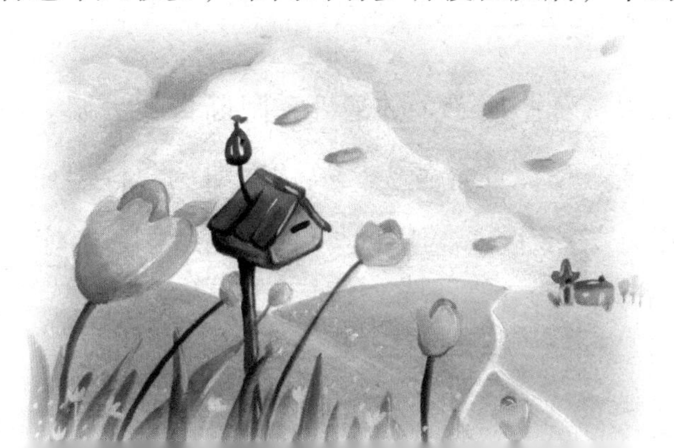

治疗。如术前长期服用抗凝药，应在术前至少停药 1 周，避免术中、术后渗血；术后若无出血风险，则一般术后两天可恢复用药；高血压患者为避免术中血压波动，可在手术当天早晨用一小口水服药。这样有利于维持术中、术后的血压平稳，减少心血管并发症；术前口服降糖药的糖尿病患者，术后通常使用皮下或静脉注射短效胰岛素控制血糖。

（二）消化功能相关药物：胃动力药、抑酸药

231. 吗丁啉的合理使用

吗丁啉的学名为多潘立酮，能直接拮抗胃肠道的多巴胺受体起到促进胃肠运动的作用，还能协调幽门的收缩，抑制恶心、呕吐，并能有效防止胆汁反流。用于增强胃动力，治疗消化不良、腹胀、嗳气、恶心和呕吐、腹部胀痛。口服：一次 10 毫克，一日 3~4 次，餐前 15~30 分钟服用。

232. 奥美拉唑的合理使用

抑制胃壁细胞质子泵的活性，阻断胃酸分泌。用于治疗胃十二指肠溃疡、反流性食管炎、消化性溃疡急性出血、急性胃黏膜病变出血，与抗生素合用于幽门螺杆菌根除治疗。口服：一次

20 毫克，一日 1 次。

233. 法莫替丁的合理使用

本品为组胺 H_2 受体拮抗剂，对胃酸分泌具有明显的抑制作用，临床用于治疗胃及十二指肠溃疡、应激性溃疡、急性胃黏膜出血、胃泌素瘤以及反流性食管炎等。成人口服：每次 20 毫克，一日 2 次，或一次 40 毫克，临睡前服用，4~6 周为一疗程。溃疡瘉后的维持量可减半。

234. 助消化药（消化酶）的合理使用

含复合消化酶对淀粉、蛋白、纤维等具有消化作用，脂肪酶能促进脂肪类食物的消化，酒曲蛋白酶对蛋白和脂肪具有消化作用。适用于消化不良患者，用于缓解食欲不振、胃胀满等。饭后口服，每次 3 片，一日 3 次，2 周一疗程。

（三）营养支持药物

235. 瑞代的合理使用

瑞代为营养成分完全、专供糖尿病患者使用的肠内全营养制剂，能为糖尿病患者提供所需的各种营养。不含牛奶蛋白，富含膳食纤维。特别适用于糖尿病（或糖耐量异常）患者以及有肠道功能而又不能正常进食的患者。遵循少量多次的原则，同时少量补充钠。

236. 瑞能的合理使用

瑞能量高脂肪、高能量、低碳水化合物的肠内全营养制剂，特别适用于癌症患者的需要。含 ω-3 脂肪酸及多种维生素以及膳食纤维。

237. 蛋白粉的合理使用

只能适量补充蛋白质。

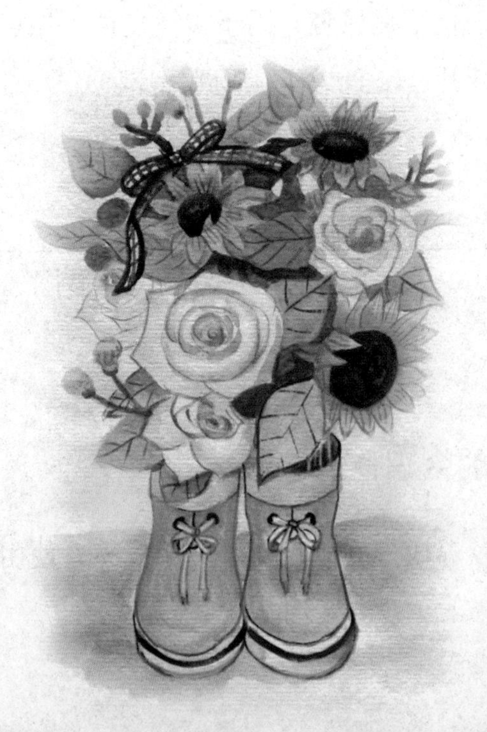

（四）镇 痛 药

238. 疼痛程度分为几级？标准是什么？

癌性疼痛是由于肿瘤在局部或转移部位侵犯或压迫神经纤维所造成的疼痛，是肿瘤发生、发展中的并发症状。疼痛的范围和性质取决于肿瘤生长的部位及对周围神经侵犯的程度。

疼痛是令人不快的主观感受。为了客观评价疼痛的程度、合理地选择镇痛药物以及评价镇痛效果，医学上制定了多种评价疼痛的方法：

（1）主诉疼痛分级法：轻度疼痛（有疼痛但可忍受，生活正常，睡眠无干扰）；中度疼痛（疼痛明显，不能忍受，要求服用镇痛药物，睡眠受干扰）；重度疼痛（疼痛剧烈，不能忍受，需用镇痛药物，睡眠受严重干扰，可伴自主神经紊乱或被动体位——指不能依靠自身的力量来调整或变换肢体的位置，处于一种固定而不适的状态）。

（2）世界卫生组织将疼痛分为 5 级：0 级，不痛；1 级，轻度痛，为间歇痛，可不用药；2 级，中度痛，为持续痛，影响休息，需用镇痛药；3 级，重度痛，为持续痛，不用药不能缓解疼痛；4 级，严重痛，为持续剧痛伴血压、脉搏等变化。

239. 如何向医生描述疼痛?

首先，应该向医生准确描述疼痛的部位：哪里感到疼痛？哪里疼痛最明显？是否伴随其他部位疼痛？疼痛部位是否游走不定？其次，要告诉医生疼痛发生的特点：是持续痛还是间歇痛？什么因素使疼痛加剧或缓解？一天中什么时间最痛？如果是间歇痛，多长时间发作一次？最后要向医生描述患者感受的疼痛程度：是轻度，中度，重度，还是严重痛？

特别要注意的是，对疼痛程度的诊断应该是依据患者所描述的感觉，而不是医生认为“应该是怎样的程度”。

240. 三阶梯镇痛方案是什么？基本原则是什么？

为了提高癌症患者的生活质量，达到持续镇痛的效果，使患者夜间能够睡觉，白天休息、活动，工作时无痛，世界卫生组织推荐采用三阶梯镇痛方案，其具体分类如下：

第一阶梯：应用非阿片类药物镇痛，加用或不加用辅助药物。

第二阶梯：如果疼痛持续或加剧，在应用阿片类镇痛药物基础上加弱阿片类药物或辅助药物。

第三阶梯：强阿片类药物与非阿片类镇痛药及辅助药物合用，直到患者获得完全镇痛。

如果疼痛仍然持续，应进行神经破坏或介入治疗等有创性治疗。尽量维持无创性给药途径——简单，安全，方便，费用低。

三阶梯镇痛方案的基本原则为：按阶梯用药，无创用药，按时用药，用药个体化，注意具体细节。

按阶梯用药：①根据患者的疼痛程度给予相应阶梯的药物，如果患者就诊时已经是重度疼痛，就应直接使用重度镇痛药，无需从第一阶梯开始；②在使用第一阶梯或第二阶梯药物时，其镇痛作用都有一个最高极限（天花板效应）。因此，在正规使用第一、第二阶梯药物后，如果疼痛不能控制，不应再加量、换用、联用同一阶梯的镇痛药物，应选择更高阶梯的镇痛药物；③第三阶梯代表药物是吗啡，此阶梯没有天花板效应；如果常规剂量控制疼痛效果不佳，可以逐渐增加吗啡剂量，直至完全控制疼痛为止。

无创用药：在可能的情况下尽量选择口服、透皮贴剂等无创方式给药，这种用药方式简单、经济、方便、易于患者接受，并且不易产生成瘾性及药物依赖性。

按时用药：按规定时间间隔给药，不论患者当时是否疼痛发作，而不是等到患者疼痛时才给药，这样可保证达到持续镇痛的效果。

用药个体化：不同患者对麻醉性镇痛药的敏感度存在个体差异，而且差异度可能很大，同一个患者在癌症的不同病程阶段疼痛程度也在发生变化。所以阿片类药物没有标准剂量，要时刻根据患者的疼痛缓解状况增、减用药剂量。凡是能够控制疼痛的剂量就是正确的剂量。

注意具体细节：对服用镇痛药的患者要注意监护，密切观察其不良反应，目的是使患者获得最佳镇痛而发生最小的不良反应。

241. 三阶梯常用的镇痛药有哪些？

第一阶梯：轻度镇痛药，以非甾体类药物为主。常用的有阿司匹林、意施丁（消炎痛控释片）、泰诺林（对乙酰氨基酚为主）、百服宁（对乙酰氨基酚为主）、必理通（对乙酰氨基酚）、散利痛（对乙酰氨基酚+咖啡因等）、芬必得（布洛芬）、扶他林（双氯芬酸钠）、凯芙兰（双氯芬酸钠）、奥湿克（双氯芬酸钠+米索前列醇）、奇诺力（舒林酸）、莫比可（美洛西康）、萘普生、西乐葆等。

第二阶梯：中度镇痛药，以弱阿片类药物为主。常用的有奇曼丁（盐酸曲马多缓释片）、泰勒宁（氨酚羟考酮）、路盖克（可待因+对乙酰氨基酚）、氨酚可待因（可待因+对乙酰氨基酚）、盐酸丁丙诺菲舌下片、强痛定针剂等。

第三阶梯：重度镇痛药，强阿片类药物。常用的有美施康定（硫酸吗啡控释片）、奥施康定（盐酸羟考酮控释片）、多瑞吉（芬太尼透皮贴剂）、盐酸吗啡片剂及针剂、盐酸哌替啶（度冷丁）片剂及针剂等。

242. 使用阿片类药物为什么会发生恶心、呕吐？发生恶心、呕吐时应该怎么办？

阿片类药物是非常有效的镇痛药物。它在镇痛的同时，也会产生一些不良反应，如恶心、呕吐、便秘等。产生恶心、呕吐的原因是因为阿片类镇痛药会直接刺激位于人脑中控制恶心呕吐的区域，因此，患者会容易产生恶心呕吐的反应。在开始使用吗啡时，有 2/3 的患者会出现恶心和呕吐，持续时间大约 7 天。

通常来说，在服用阿片类药物镇痛时，医生会预防性的给予一些止吐剂。在阿片类镇痛药的用量趋于稳定后，由于药物而引起的恶心呕吐几乎消失。在呕吐严重时，可以服用止吐药物。

243. 使用阿片类药物为什么会发生便秘？发生便秘时应该怎么办？

阿片类药物作用于中枢神经系统，主要产生镇痛作用。其作用于胃肠道的主要作用是抑制胃肠道的蠕动，减少胆汁、胰液的分泌。阿片类药物在胃肠道的分布比例均较高，因此对胃肠道的影响也较大。长期口服阿片类镇痛药的患者可能会产生严重便秘。患者服用阿片类药物期间应多喝水，多吃含纤维的食物，或使用一些防治药物如番泻叶、麻仁丸、酚酞片、乳果糖、聚乙二醇电解质散等。通常在预防性给予通便药物后，绝大多数患者均能耐受。

244. 服用阿片类药物会上瘾吗？

药物成瘾是一种慢性、复发性、患者不顾后果持续服药的强迫行为，就是我们所说的药物依赖性，分为躯体依赖性和精神依赖性两大类。躯体依赖性不等于成瘾，而出现精神依赖才是成瘾的表现。患者长期用药后突然停药出现流鼻涕、打哈欠、出汗、烦躁等症状，这是长期使用阿片类药物的正常生理变化，和成瘾性是完全不同的。采用逐渐降低剂量的方法就能防止戒断的发生，因此在医生的指导下规范使用阿片类药物发生成瘾的可能性极低。

245. 怎么使用芬太尼透皮贴剂？

芬太尼透皮贴剂是一种用于止痛的贴剂，应在躯干或上肢未受刺激及未进行放疗的平整皮肤表面使用。如有毛发，应在使用前剪除（不要使用剃须刀剃除）。使用前可用清水清洗所贴部位，不能用肥皂、沐浴乳等刺激皮肤或改变皮肤性状的用品，使用前皮肤应完全干燥，没有破溃。

止痛贴打开后应马上使用。贴好后，用手掌按压半分钟，保证止痛贴和皮肤完全接触，尤其注意其边缘部分，避免有卷边出现而影响药物使用。一贴可以持续贴 72 小时，更换新贴时要更换所贴部位，几天后才可在相同的部位重复贴用。

246. 泰勒宁的合理使用

半合成的中效阿片类镇痛药，其药理作用及作用机制与吗啡相似。用于缓解持续的中度到重度疼痛。口服，一次 1 片，间隔 4~6 小时可重复用药。控释片必须整片吞服。初始剂量 5 毫克，每12小时一次。此药个体差异较大，需根据病情调整剂量。

247. 缓释吗啡的合理使用

是强效阿片类镇痛药，强大的镇痛、镇静、镇咳作用。主要用于重度癌痛患者镇痛。需要完整吞服，每12小时口服一次。常见不良反应有腹痛、便秘、恶心、呕吐等。

248. 镇痛剂贴的合理使用

是强效阿片类镇痛药，药理作用与吗啡类似。缓解中度到重度慢性疼痛。贴于躯干及未受辐射的平整皮肤，持续贴用72小时，更换贴剂时需更换粘贴部位。根据疼痛程度在3天后增加剂量。其后每3天调整一次剂量。剂量增加的幅度通常为25微克/小时。

（五）呼吸功能相关药物：止咳、平喘、化痰药

249. 可待因的合理使用

能直接抑制延髓的咳嗽中枢，止咳作用迅速而强大，其作用强度约为吗啡的1/4。也有镇痛作用，约为吗啡的1/8，但强于

一般的解热镇痛药。其镇静、呼吸抑制、便秘、耐受性及成瘾性等作用较吗啡弱。用于镇咳（如较剧烈的频繁干咳），治疗中度以上的疼痛。一次 15~30 毫克，一日2~3次。

250. 氨茶碱的合理使用

用于支气管哮喘、喘息性支气管炎、慢性阻塞性肺病，心源性哮喘。口服一次 0.1~0.2 克，一日 3 次。

251. 喘定的合理使用

作用与氨茶碱类似，尤其适用于不能耐受茶碱的哮喘。口服一次0.1~0.2 克，一日 3 次。

252. 沐舒坦的合理使用

适用于痰黏稠不易咳出者。口服：一次 30 毫克，一日 3 次，餐后口服。

253. 沙丁胺醇喷雾剂的合理使用

沙丁胺醇是选择性 β_2受体激动剂，有较强的支气管扩张作用，还能抑制过敏的炎症介质。用于缓解哮喘或慢阻肺患者的支气管痉挛。只能经口腔吸入使用。100 微克作为最小起始剂量，如有必要，可增至 200 微克。最大剂量每日给药 4 次，每次 200 微克。

254. 激素类喷雾剂的合理使用

局部用皮质激素类药物，与糖皮质激素受体有较强的亲和力，具有显著的抗炎、抗过敏、止痒及抗渗出作用。治疗支气管哮喘，可替代或减少口服类固醇治疗。起始剂量：吸入 1~2 毫克，一天 2 次。维持剂量：吸入，一次 0.5~1 毫克，一天 2 次。

（六）抗肿瘤药或靶向药物

255. 目前有治疗食管癌的靶向药物吗？

对于食管鳞癌（我国 95%以上是鳞癌），目前国内或国际仍没有批准上市的靶向药物。

（七）合并症药物（高血压、降糖药、冠心病等）

256. 厄贝沙坦、洛汀新、蒙诺、压氏达的合理使用

厄贝沙坦：治疗原发性高血压，合并高血压的2型糖尿病肾病。每日150毫克，年龄超过75岁，起始剂量可用75毫克。

洛汀新（盐酸贝那普利片）：适用于各期高血压、充血性心力衰竭、作为对洋地黄和（或）利尿剂反应不佳的充血性心力衰竭患者。每日一次10毫克，口服。若疗效不佳，可加至每日20毫克（2片）。必须根据血压的反应来对使用剂量进行调整，通常应该每隔1~2周调整一次。

蒙诺（福辛普利钠）：为强效、长效ACEI类降血压药物，较卡托普利强3倍。适用于治疗高血压和心力衰竭，治疗高血压时，可单独使用作为初始治疗药物，或与其他抗高血压药物联合使用，治疗心力衰竭时，可与利尿剂合用。不用利尿剂治疗的高血压患者：剂量范围为每日10~40毫克，单次服药，与进餐无关，患者服用正常初始剂量为10毫克，每日一次。约四周后，根据血压的反应适当调整剂量。同时服用利尿剂治疗的高血压患者：在给予本品初始剂量10毫克时，应严密观察几个小时，直至血压稳定为止。用利尿剂治疗的高血压患者，尽管服用本品后血压显著降低，但在4小时至24小时之间能维持平均脑血流量。

心力衰竭：推荐的初始剂量为10毫克，每日一次，并作严密的医学监护，如果患者能很好耐受，则可逐渐增量至40毫克，每日一次，即使在初始剂量后出现低血压，也应继续谨慎地增加剂量，并有效地处理低血压本品应与利尿剂合用。

压氏达（苯磺酸氨氯地平片）：适用于高血压及心绞痛。治疗高血压和心绞痛的初始剂量均为一次5毫克（1片），一日一次，根据患者的临床反应，可将剂量增加，最大可增至一次两片，一日一次，或遵医嘱。本品与噻嗪类利尿剂、β受体阻滞剂和血管紧张素转化酶抑制剂合用时不需调整剂量。

257. 倍他乐克的合理使用

倍他乐克（酒石酸美托洛尔）：适用于心肌梗死、心律失常、心功能不全、甲状腺功能亢进、肥厚型心肌病、主动脉夹层、心脏神经官能症、心力衰竭、心绞痛、高血压、神经官能症等。在治疗高血压、心绞痛、心律失常、肥厚型心肌病、甲状腺功能亢进等症时，一般一次25~50毫克，一日2~3次，或一次100毫克，一日2次。心力衰竭：应在使用洋地黄和（或）利尿剂等抗心力衰竭的治疗基础上使用本药。

258. 心痛定、尼莫地平、络活喜的合理使用

心痛定（硝苯地平）：用于预防和治疗冠心病心绞痛，特别是变异型心绞痛和冠状动脉痉挛所致心绞痛。对呼吸功能没有不

良影响，故适用于患有呼吸道阻塞性疾病的心绞痛患者，其疗效优于β受体拮抗剂。还适用于各种类型的高血压，对顽固性、重度高血压也有较好疗效。由于能降低后负荷，对顽固性充血性心力衰竭亦有良好疗效。从小剂量开始服用，一般起始剂量10毫克/次，一日3次口服；常用的维持剂量为口服10~20毫克/次，一日3次。

尼莫地平：①用于急性脑血管病恢复期的血液循环改善。各种原因的蛛网膜下腔出血后的脑血管痉挛，及其所致的缺血性神经障碍高血压、偏头痛等。②也被用作缺血性神经元保护和血管性痴呆的治疗。③对突发性耳聋也有一定疗效。用法：①缺血性脑血管病：口服，每日80~120毫克（4~6片），分3次服用，连服1个月；②偏头痛：口服，一次40毫克（2片），一日3次，12周为一疗程，有效率达88%，约有一半病例可基本痊愈或显效，对血管性、紧张性和丛集性以及混合型头痛等均能减轻疼痛程度，减少发作频率和持续时间，并能防止先兆症状的出现。

络活喜（氨氯地平）：适用于高血压和冠心病（CAD）慢性稳定性心绞痛、血管痉挛性心绞痛（或变异型心绞痛）。可单独应用也可与其他抗心绞痛药物联合应用。成人：通常本品治疗高血压的起始剂量为5毫克，每日一次，最大剂量为10毫克，每日一次。

259. 吲哒帕胺的合理使用

吲哒帕胺：①用于治疗高血压。对轻、中度原发性高血压效果良好，可单独服用，也可与其他降压药合用。②治疗充血性心力衰竭时的水钠潴留。用法：①高血压：每次 2.5 毫克，每日 1 次。可在 4 周后增至每次 5 毫克，每日 1 次。维持量为每次 2.5 毫克，隔日 1 次。②水钠潴留：每次 2.5 毫克，每日 1 次。可在 1 周后增至每次 5 毫克，每日 1 次。

260. 拜糖苹的合理使用

拜糖苹（阿卡波糖片）：配合饮食控制治疗糖尿病。用餐前即刻整片吞服或与前几口食物一起咀嚼服用，剂量需个体化。一般推荐剂量为：起始剂量为一次 50 毫克（一次 1 片），一日 3 次；以后逐渐增加至一次 0.1 克（一次 2 片），一日 3 次。

261. 二甲双胍如何合理使用？

适应证：①二甲双胍片首选用于单纯饮食控制及体育锻炼治疗无效的 2 型糖尿病，特别是肥胖的 2 型糖尿病；②本品与胰岛素合用，可减少胰岛素用量，防止低血糖发生；③可与磺酰脲类降血糖药合用，具协同作用。用法：口服成人开始一次 0.25 克，一日 2~3 次，以后根据疗效逐渐加量，一般每日量 1~1.5 克，最多每日不超过 2 克餐中或餐后即刻服用，可减轻胃肠道反应。

262. 硝酸异山梨酯的合理使用

适用于：冠心病的长期治疗；心绞痛的预防；心肌梗死后持

续心绞痛的治疗；与洋地黄和/或利尿剂联合应用，治疗慢性充血性心力衰竭；肺动脉高压的治疗。口服：预防心绞痛，一次5~10毫克，一日2~3次，一日总量10~30毫克由于个体反应不同，需个体化调整剂量。舌下给药：一次5毫克，缓解症状。

263. 阿托伐他汀的合理使用

适用于治疗高胆固醇血症和混合型高脂血症；冠心病和脑中风的防治。成人常用量口服：10~20毫克，每日1次，晚餐时服用。剂量可按需要调整，但最大剂量不超过每日80毫克。

（八）中　药

264. 中药能治疗肿瘤吗？

我们应正确认识中药在治疗肿瘤中的作用。中医药不能直接

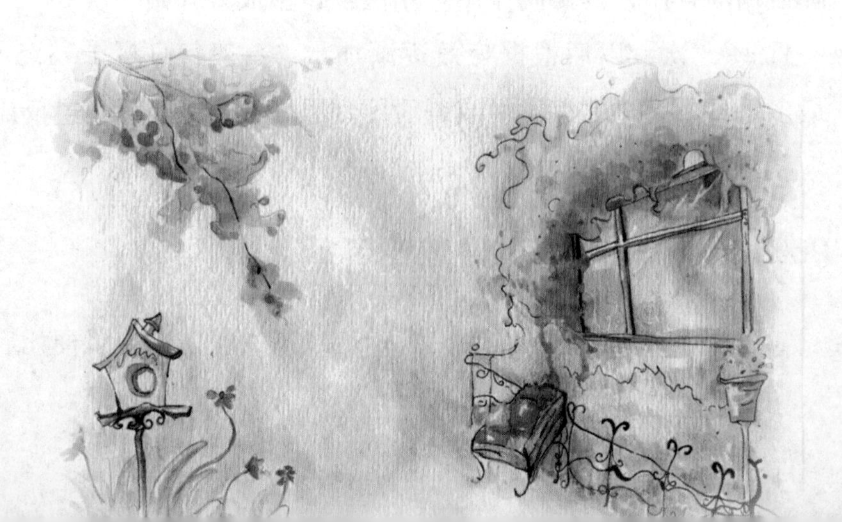

治疗肿瘤，但可减轻放化疗毒性，提高放化疗效果，减轻痛苦，改善生活质量。中医药是肿瘤综合治疗的一部分，应与手术、放疗、化疗等综合应用，使肿瘤治疗效果最佳化。

265. 患者在化疗期间可以吃中药吗？

无论是化疗药还是抗肿瘤中药，药物的代谢主要通过肝脏或肾脏进行，如果同时服用，可能加重肝肾功能负担，还可能加重其他不良反应发生的频率和程度。因此，为使患者安全、顺利地完成化疗疗程，不建议化疗同时服用中药。但患者可在手术后、放疗及化疗间歇，在医生指导下服用中药进行辅助治疗。

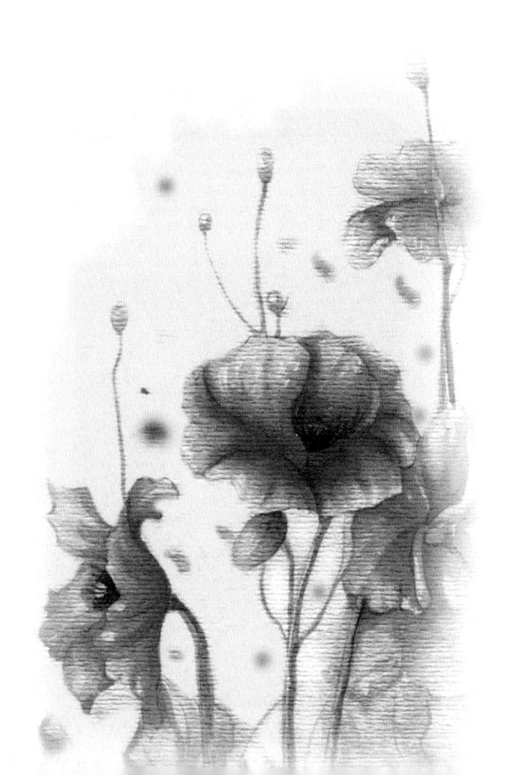

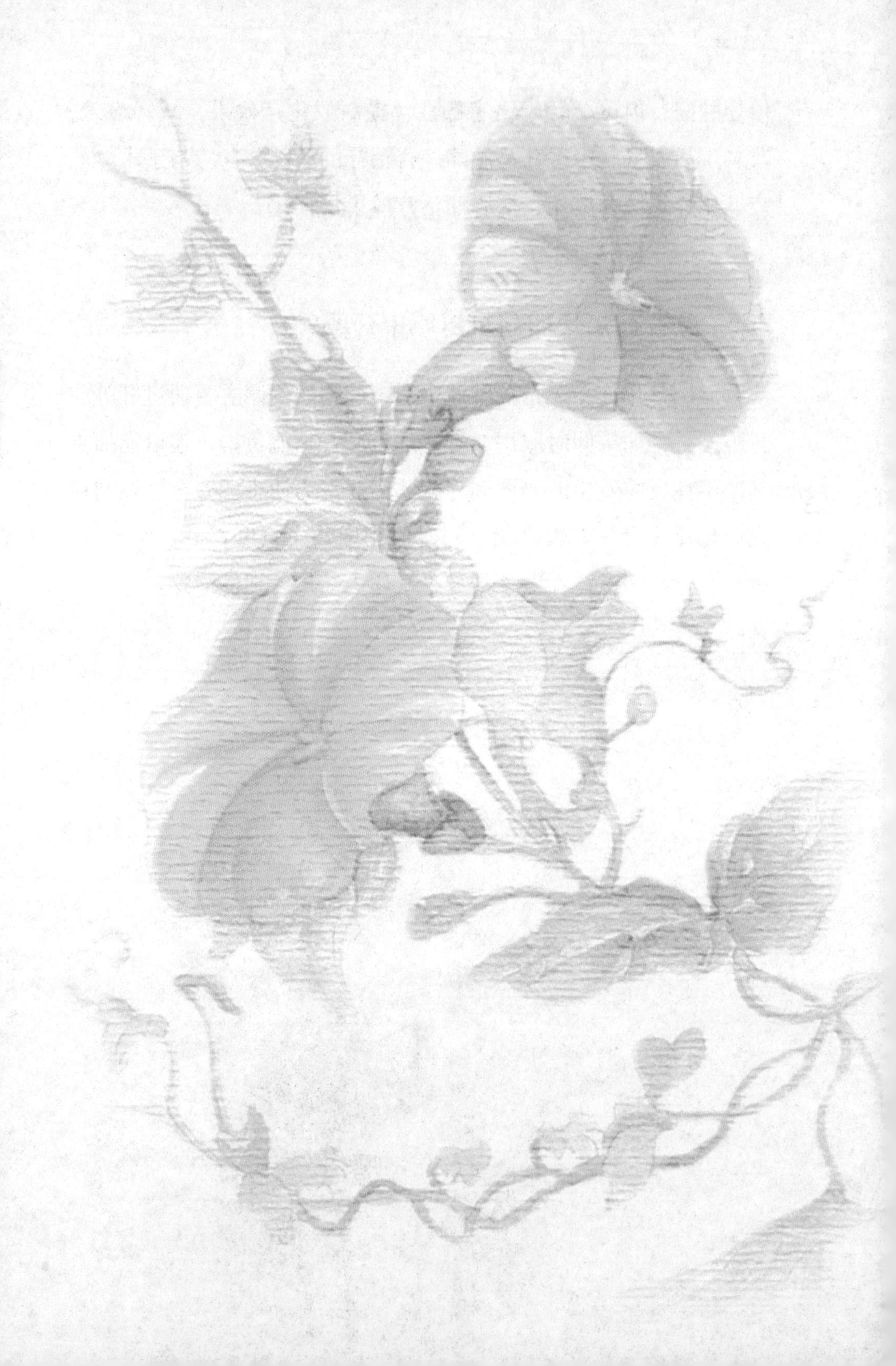

四、心理帮助篇

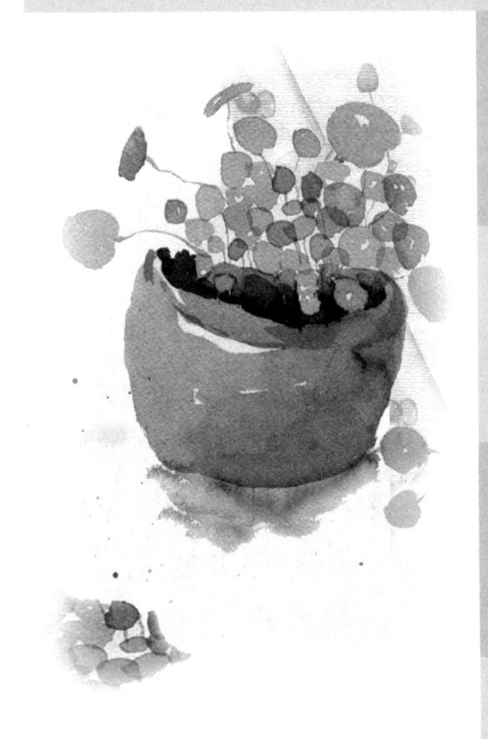

266. 癌症可以有治吗?

癌症，即恶性肿瘤。当人体的免疫系统受到破坏，基因突变的癌细胞乘机会侵入器官，因此人人都可能患上癌症。目前，癌症已经与心脑血管病、糖尿病等疾病成为我国城乡居民主要慢性病之一。但得了癌症并不等于就是死亡，大部分早期癌都是可以治愈的，中晚期癌症也有很多有效的临床治疗方法，许多癌症患者可以带瘤生存。另外，当今科学迅速发展，新的治疗方法、治疗药物都不断地被应用到临床，不断为治愈癌症带来好的效果和希望。所以癌症患者积极的治疗态度和锲而不舍的信心对战胜癌症、提高治疗效果会产生积极的作用。

267. 怎样正确面对得了恶性肿瘤的事实?

在我国，肿瘤发病率越来越高，已逐渐超越了心脑血管疾病的发病率。与此同时，随着人们对肿瘤的认识，意识到肿瘤对人的身体危害极大，对肿瘤及时进行科学合理的治疗，很多患者都可以达到长期生存或治愈的目的。美国国家癌症研究所的统计显示目前恶性肿瘤的总体 5 年控制率已达 60%。尽管有些肿瘤的控制率仍很低，但相当多的肿瘤治疗效果都有了很大提高。这是医学发展对人类的巨大贡献。一旦确诊恶性肿瘤后，患者和家属应该保持镇静，千万不要惊慌失措。全家人安静地坐下来商讨一下，共同寻找正确的解决方案。如选择就医医院、家属如何协助、工作的安排、治疗时间的保障、付费方式的选择等。紧张、焦虑、绝望、胡思乱想、盲目乱投医只会耽误合理有效的治疗时机，加重患者的病情。罹患恶性肿瘤后，首次就医最好选择市级肿瘤专科医院和三级综合医院的肿瘤科，尽快获得和实施科学、合理的治疗方案。

268. 肿瘤患者的心理状态一般会有哪些变化？

大多数患者得知自己患了癌症受到重大打击后，其心理状态一般会经过否认期、恐惧愤怒期、悔恨妥协期、抑郁期和接受期5个阶段。

（1）否认期：否认是癌症患者最常见的心理防御方式。当患者最初得知自己患癌症的信息时，常会认为这是不可能的事，否认自己得了癌症而怀疑医生的诊断有误，四处重新求医诊断。患者拒绝承认残酷的现实，借助否认机制来应对由癌症诊断所带来的紧张与痛苦。为此，患者怀疑医师诊断是否正确，并到处求医，希望能找到一位否定癌症诊断的医师，希望有奇迹发生。其实有更多的患者并非完全否认癌症的诊断，而是在压抑自己对疾病的强烈情绪反应。

（2）恐惧愤怒期：经过四处就医诊断，患者意识到自己癌症的诊断确切无疑，开始出现恐慌、惧怕心理，感到死神就要降临到自己头上，恐慌不安，常表现出焦虑情绪，坐卧不宁，惶惶不可终日。有的患者表现为愤怒、烦躁、委屈，常常自问“为什么是我?”、“为什么倒霉的是我?”、“我一生善良勤奋，从不曾做过任何坏事，没害过任何人，为什么让我得了这种病?”。有的患者则以谩骂或破坏性行为发泄内心的不满。

（3）悔恨妥协期：此期常与恐惧、愤怒同时出现，也可逐渐演变为悔恨与妥协。患者在恐惧的同时，常会抱怨为什么肿瘤会长在自己身上，反复回复自己以往的工作、学习、生活中的经历，责怪自己平时缺少体育锻炼，影响了身体素质；悔恨自己未能及早地戒烟、酒，或者平时不该太辛苦；悔恨自己性格不好，影响了身体健康等；悔恨从前有过的不良性生活史，导致现在罹患癌症如宫颈癌。但严酷的现实迫使患者不得不向疾病妥协，承认自己的疾病，并将生存的希望寄托于治疗。

（4）抑郁期：经过一段时间的治疗后，患者的病情并无改善，患者会觉得疾病已不可救药，生命已走到了尽头，悲哀和沮丧的情绪油然而生，感到绝望，常想到死亡即将到来，陷入极度抑郁情绪中。患者常表现为被动、少活动、情绪低沉、沉默不语及行为退缩，甚至有轻生的念头和自杀行为。这一阶段，患者常饮食无味、睡眠不安。

（5）接受期：经过以上一个或几个时期的经历后，有些患者逐渐接受了自己面临死亡的现实，情绪趋向稳定，开始安排后事，平静地等待死神的降临，患者此时的愿望是可以不再痛苦而平静地走向“另一世界”。

以上是癌症患者的一般心理反应过程。当然，很多患者并非完全按这一过程发生，或者表现得不那么明显和典型，这与疾病的严重程度、患者对疾病的认识和评价以及治疗效果等因素有关。总之，临床上常见的各种焦虑、抑郁、愤怒等情绪，包括睡眠问题等都跟此过程产生的心理反应有关，患者及家属对其过程的了解，能够有助于正视和接受患者的各种心态及变化。

269. 一般癌症患者会出现哪些心理特征?

恶性肿瘤对于患者和家属来讲，都是一个重大的冲击，虽然每个患者所表现出来的情绪和行为会有极大的不同，但是归结起来有以下几个共同特点：

（1）依赖性增加，被动性加重，行为变得幼稚。患病后总认为应受到别人的关怀和照顾，亲人们更应为其做出奉献。

（2）自尊心增强，担心被人瞧不起。

（3）疑心加重，甚至认为别人低声说话就是在谈论他的病情，对医务人员不信任等。

（4）主观感觉异常，情绪易激动，焦虑和恐惧，害怕孤独，表现为饮食不安、失眠早醒、情绪低落等。

（5）罪恶感等，除了哀伤反应以外，由于疾病，患者家中的收入减少，医疗费用增加，孩子老人失去照顾等，会带给患者很大的心理压力和内疚感。

270. 如何进行自我心理调节?

持有何种心态，对于肿瘤的治疗及康复至关重要。既不能表现过于超脱，不积极治疗，对疾病听之任之；也不能过度紧张，恐惧害怕，抑郁消沉甚至悲观绝望。患者应该是勇敢而理智地面对疾病，积极配合治疗。需要注意的是，不是所有的患者从一开始就会有一个良好的心态，绝大多数都需要一个逐渐调整的过程。那么如何才能做好自我心理调节呢？

（1）了解有关知识，正确认识疾病：肿瘤患者需要了解一些肿瘤基础知识，包括目前医学界对肿瘤防治观点、研究动态以及发展趋势，以正确认识疾病。恶性肿瘤是一类防治较为困难的疾病，但只是人类疾病的一种而已，其造成的后果与心梗、卒中、高血等相比，都是对身体对生命的危害。通过学习疾病知识，也帮助自己更好的配合医务人员，积极进行治疗。

（2）勇于面对现实，树立战胜疾病的信念：人的一生谁也免不了会患有这样或那样的疾病，无论是大病小病，恶性还是良性，都应该坦然面对这一客观现实。尤其是对恶性肿瘤，要有勇于斗争、敢于胜利的决心，要树立一个强大的精神信念，生命每延续一天，都可能会获得新的机遇和希望。所以只要还有一口气、一线希望，信念和精神就不能垮掉。

（3）提高心理素质，善于自我调节：癌症患者可以学会减轻自我心理压力的方法和技巧，调节自己的心理状态。例如练习太极拳，或者看小说，看电视，听音乐，做自己乐意做的事，都是使身心松弛的好方法。在力所能及的情况下，适当劳动，外出旅游，有时会收到意想不到的好效果。若紧张焦虑的心情不能控制时，可适当的用点抗焦虑药或抗忧郁剂（如安定等），可帮助睡眠，对心理不良反应有一定的解除作用。心理压力也可向家人或医务人员倾诉，以得到帮助和劝慰，可以帮助解除和排泄压抑的心情。

（4）活在当下，积极治疗：不要去想象疾病的最终结果，过好现在的每一天。对待疾病要从战略上藐视，战术上重视；制定切实可行的康复计划，积极配合医生的安排，坚持疗程用药。

271. 患者自我心理调节有哪些方法？

（1）音乐疗法：音乐疗法是用音乐调整心境的自我心理保健法。研究表明，乐曲的不同节奏、旋律、音调和音色，可以产生不同的情感效应。心情抑郁的时候，宜听旋律流畅优美、节奏明快的一类乐曲；有焦虑的时候，宜听节奏缓慢、风格典雅一类的乐曲；而多听节奏少变、旋律缓慢、清幽典雅的乐曲，则有助于解除失眠。

（2）倾诉法：倾诉是释放压力的通道。在倾诉的时候不仅可以获得的安慰和鼓励，还可以获得某种认同感，击败内心的怯懦，给了自己勇气和希望。

（3）借鉴法：通过欣赏文学名著和名人传记，或者看电影、听讲座从别人的人生轨迹和看待人生的观点中领悟到自己的人生道路和人生价值以及别人战胜困难的经验。

（4）正视情绪法：不逃避消极的情绪，要明白它是一种正常的反应。冷静下来，正视消极情绪，对受挫及不良情绪产生原因仔细地进行客观剖析和认真体验，以便有的放矢地找出最佳的解决方案。此外，要敢于表达或暴露自己的情绪，这样才能有针对性地和有效地驾驭与控制它。盲目地压抑和掩饰有害于自身情绪系统的健康发展，又不利于良好人格的重塑。

（5）暗示法：暗示法是通过语言的刺激来纠正或改变人们某些行为或情绪状态的一种心理调适方法。自我暗示指通过有意识地将某种观念暗示给自己，从而对情绪和行为产生影响。癌症患者可以每天数次在内心里坚定有力地对自己说："要想开一些快乐一些"、"这没什么"、"我能挺过去"、"我现在很好"。自我暗示、自我意念能给人带来"期望效应"是符合科学原理的。一个人对自己的期望越大，动力就越强，实现期望的措施也越多，因而所产生的期望效果也越佳。

（6）宣泄法：宣泄法就是通过适当的途径将压抑的不良情绪释放出来。通常可以用以下方式进行合理宣泄：高声唱歌、大声呼喊、哭出声来、文体活动。也可求助咨询师，通过向其倾诉，缓解来自不良情绪的压力。

（7）改变不良认知法：改变不良认知就是用纠正不正确或不合理的信念来对抗非理性思考方式，以消除情绪困扰和行为异常的一种自我心理调节法。合理信念产生合理的情绪行为方式，不合理信念则产生不合理的情绪行为反应。世界上不可能凡事都顺着个人心意，因此癌症患者要用理性的思维看待疾病，正视并接受患病这个事实，由此可以避免负性情绪产生。

（8）放松法：自我放松是一种通过放松自己的躯体和精神，以降低交感神经的活动水平减缓肌肉紧张，消除焦虑而获得抗应激效果的自我心理调节方法。当人们面临挫折与冲突时，学会自我放松可远离消极情绪的困扰与伤害。具体做法：深呼吸一口气，慢慢把气吐出，这样循环往复，直至过度紧张反应消失为止。另一种放松的方法：平卧，从上至下，从左至右分别使身体各部肌肉紧张起来，然后再放松。做完之后，安静地松弛几分钟。

（9）转移法：转移注意力是心理保健重要方法之一，当心理问题出现时，可以通过换环境、参加娱乐活动等方法转移注意力，例如爬山、旅游，回归大自然，使身心放松，眼界开阔，心胸豁然开朗，同时还可以受到大自然的启发。

每个人都有最适合自己的心理调适方法，重要的是行动起来，增强心理免疫力，对于疾病的康复有着非常重要的作用。需要强调的是，以上调节方法对于有轻度心理障碍的人能起到一定的缓解和调节作用；有中度以及严重的心理障碍问题的患者，建议到专门的机构找专业的咨询人员来一起解决问题。

272. 睡不着觉怎么办?

癌症患者都存在着一定的心理反应，或者焦虑，或者恐惧，或者担心复发，从而导致了睡眠问题，出现睡不着觉、睡不踏实、早醒等。相应的自我调整措施如下：

（1）正确认识睡眠时间：一般来说每人每天需要的睡眠时间为 8 小时左右，但是睡眠时间的长短因人而异，差别很大。有的人每天睡 4~5 小时即可，而有的人则要睡 10 小时才能正常工作。所以，衡量睡眠是否充足的标准是看白天是否有足够的精力工作和生活，不是必须用 8 小时作为是否存在睡眠不足的标准。

（2）入睡困难的心理调适：越怕失眠越失眠，越想睡就越睡不着，这就是一种心理现象。所以，睡眠时需要让注意力分散到有意义的事上面去，比如读书或听一点舒缓的音乐都可以起到这样的作用。

(3) 对安眠药的认识：有的失眠患者认为安眠药会产生依赖性，对身体有害，坚决不用。其实，安眠药不可滥用，但是可以用，只要在医生指导下都是安全的。

(4) 培养“入睡条件反射”：创造有利于入睡的条件反射机制，如睡前半小时洗热水澡、泡脚、喝杯牛奶等。只要长期坚持，就会建立起“入睡条件反射”。

(5) 养成良好的作息习惯：如规律生活、限制白天睡眠时间、保持卧室清洁、安静、避开光线刺激等；避免睡觉前喝茶、饮酒等。

273. “医生护士家属都应该围着我转，都得听我的”，面对患者这样的要求怎么办?

此种表现为退化现象，是指个体在遭遇到挫折时，表现出其

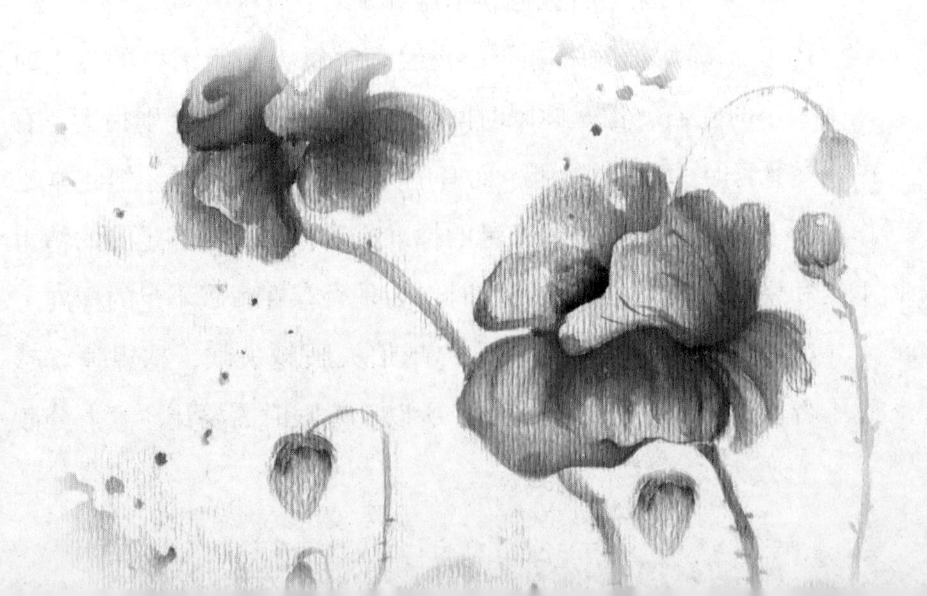

年龄所不应有之幼稚行为反应，是一种反成熟现象。当人长大成人后，本来应该运用成人的方法和态度来处理事情，但在遭受外部压力和内心冲突而不能处理时，退回到幼稚行为，产生依赖，想要周围的人都以自己为中心，以使自己感到舒服、安慰。这种现象在各年龄阶段均可看到。这是因为患者经此变故，精神上受到打击，害怕再负起成人的责任及随之而来的恐惧和不安，而退行成孩子般的依赖。退化现象严重者，需要心理咨询师予以矫正，因为退行作用毕竟是一种逃避行为而不是面对困难解决问题，况且不成熟的行为会把困难加重。

274. 对“我没有做过任何坏事，为什么让我得癌症”这样的心理的患者怎样进行心理调节？

一些癌症患者总爱说“我一生没做过坏事，怎么就得了这个病”。还有的患者会说“为什么我会这么倒霉，得这种病”。这些患者把疾病和道德、命运联系到一起。其实，这种联系是没必要，也是不符合科学道理的。癌症是一个非常复杂的疾病，与环境污染、饮食习惯、家族情况等有关，每一个人都有可能罹患，如同高血压、糖尿病、脑血管病一样，并非跟命运、运气、道德有关。因此患者要正确认识疾病发生的客观原因，不必陷入过度自责或自怨心理之中。

275. “我经常觉得愤怒”，如何缓解患者这种情绪？

首先要考虑自己愤怒的原因是什么：自己的愤怒是否有合理

的解释，还是莫名愤怒？是跟疾病有关，愤慨老天不公，让自己罹患疾病，还是其他的事情，与自己的性格无关？当愤怒的情绪陡然出现时，可以尝试以下办法加以控制：

躲避法：想办法脱离生气的环境。

转移法：漫步、看书、听音乐、看电视或做别的事情。

释放法：找个不妨碍他人的地方，大喊大叫一通。

诉说法：向自己信赖、也善于倾听的人倾诉。

静思法：用第三人的角度审视自己是否不够理智，尽量稳定自己情绪；并回想一些因生气危害健康和生命的阐述与事例。

安慰法：找个合适的理由，进行自我安慰。

忘却法：不去回想引发生气的事，尽快忘掉。

276. 患者对手术紧张、焦虑、害怕怎么办？

对紧张、焦虑和害怕的自我心理调适方法：

（1）进行积极的自我暗示：如“相信自己”、“别的手术患者也经历过，我觉得我也能够经受住”、“手术前紧张是正常的，别的人也都紧张，做个深呼吸，放松自己。”

（2）深呼吸松弛训练：端坐在椅子上或靠在床头，双膝自然分开，双眼平视正前方，两手自然下垂，手心朝前；然后微闭双眼，慢慢使自己平静下来，均匀缓慢地深吸一口气，同时两手握紧；再慢慢地吐气，同时两手松开，让全身肌肉松弛下来。如此连续进行松弛训练 2~3 分钟。

（3）意象法：通过大脑里面去想象一些美好的事物如优美

的景色，或者想象经历过的最得意最开心的事，用心去体验和回味当时的情景和心情。

277. 有些患者不愿去医院就医，害怕听到坏消息，怎么办？

这是一种否定存在或已发生事实的潜意识心理防卫术，它是最原始最简单的心理防卫机制。儿童闯祸后用双手蒙住眼睛、人在遭遇突发事件时像鸵鸟一样“眼不见为净”的行为，即为“否定作用”的具体表现。这种防卫术能使个体从难以忍受的思想中逃避，也同样可借此逃避个体难以忍受的愿望、行动、事故以及由此引发的内心焦虑。有时否定的心理防卫机制是一种在心理压力中保卫自己的感受，或给人多一点时间做考虑与做决定。因此，一定程度上，可以允许患者存在否定这种心理防卫机制。但是，否定时间过长，也会妨碍人们直面问题，因为其机制是用躲避问题代替面对问题。因此，还需要按照本章第四和第五个问题所述的方法进行自我心理调适，正视和面对疾病这个问题。

278. 患者后悔自己以前的生活方式，长期处于懊恼自责中，怎么办？

后悔是一种自我反省的过程，也是一种正常的生理心理机制。悔恨这种情绪的积极含义在于提供额外的能量去记住过往的经历以及总结经验，避免错过好的事物。但是，光悔恨、后悔是无济于事的，与其悔恨过去，不如改变现在。因此，首先不要和自己的后悔痛苦做斗争，而是先接纳自己的悔恨，了解悔恨对自己的积极意义。其次，采取正确适宜的方式去宣泄痛苦。再次，正视疾病，着眼当前的治疗，积极进行康复。

279. 患者应该如何正确看待治疗中损失了组织器官?

患者因为组织器官结构或功能上的改变或丧失，自我概念常会发生变化，主要表现为自信心和自尊心下降，自我评价低，感到悲哀、抑郁、羞耻、厌恶，严重者可能会出现自伤行为。自我概念对个人的心理和行为起着重要的调控作用，患者某些负性情绪反应和消极行为背后的根本原因可能是自我概念紊乱。

针对这样的情况，患者应该充分表达自己的感觉和想法，正确评价自己，适应和接受自身的改变，勇敢地正视残缺。乳腺癌患者可以经常与丈夫以及家人进行交流。一方面交流就是一种倾诉的过程，另一方面坦诚对待后，夫妻双方对于对方都有深一步的了解，许多妻子都是在丈夫的安慰下，重新找回自信，压力得到释放，感觉到家庭的温暖。另外，对“美”、“魅力”要有正确认识，要充分了解外形不是吸引力的全部，开朗的性格、自信的气质、大度而又善解人意的交往，才是真正魅力的体现和吸引的根本。

280. 患者如何能尽快回归家庭、回归社会？

在经过一段时间的治疗后，疾病或是治愈，或是进入到一个稳定的状态，患者就会面临下一个问题，即如何将“患者”顺利转变回“爱人”、“父/母”、“子/女”、“同事”等角色。患者可能会闷在家里怕见人，也怕跟人聊有关疾病的话题，别人太关心会觉得是可怜，不关心又会认为别人冷漠。而这种固守自封的状态会让患者越发孤独，甚至还会增加恐惧感，这对康复是大大不利的。患者应该试着去敞开心扉，首先从与伴侣、亲人、朋友倾谈开始，对亲朋好友说出心中的希望与恐惧，这种沟通能够获得理解与支持，回归到家庭爱的怀抱中。接下来，患者应该主动走进社会，可以参加一些团体活动，如病友俱乐部、兴趣爱好俱乐部等，抗癌明星的榜样作用、与病友间的沟通与交流、丰富的文体活动等，这些社会支持都会减少孤独与恐惧感。再加上善于进行自我心理调节，患者就可以逐步回归到正常的生活中去，并且拥有积极、向上、乐观的生活态度。

281. 患者怎么克服对死亡的恐惧？

其实，癌症不过是一种慢性病，只是程度较为重些罢了。带瘤生存数年、数十年的人不在少数，恢复痊愈的也有。癌症的治愈，除了医生和药物外，更主要的是要靠自身的抵抗力、免疫力和自愈力。如果一听是癌症就忧心忡忡，恐惧死亡，反而会影响自身的免疫力，甚至加重病情。如果安然处之，放下心来，保持精神生命和自然生命良性互动，病情反而会减轻，恢复和治愈的可能会更大。首先自己要有希望，才会有希望。

退一万步说，人生自古谁无死？一位哲学家说得好：每个人都是“不按自己的意愿而生，又违背自己的意愿而死”。生命有始有终，有出生，就有死亡，生命的周期不可逾越，每个人都要走完自己的人生。生命的最后一程怎么走完，往往也是身不由己。不如我们顺其自然，放松下来。有一位患者，她得知自己患了癌症之后，还活跃在大学的讲坛上。她战胜了自己，坦然面对，在课堂上向她的学生告别，发表了一篇“变暗淡为辉煌”的留世之作，人人敬仰。还有一位患者，几次病危，几次住进重病监护室。朋友们干脆，就在这个时候把挽联和悼词，先念给他听了。活着的时候，就看见自己的“盖棺定论”，也是人生一件幸事。而且，生命达到了一种超然自逸的境界，这是生命的一种智慧。是的，生命的最后一程，既然人人不可避免，又为什么要恐惧呢？何不走得平和点儿？何不走得潇洒些？何不走得有尊严呢。

五、功能康复篇

◎消化功能

◎呼吸功能

◎身体运动功能

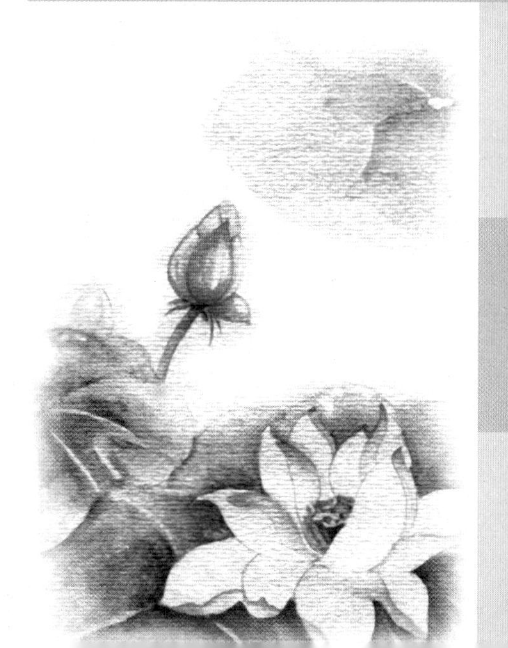

（一）消化功能

282. 手术前吃东西需要注意些什么？

对于术前进食没有问题的患者，手术前保持正常饮食即可。因术后有一段时间禁食禁水或仅鼻饲饮食，需经静脉补充能量与营养，故建议术前采用高蛋白、高热量饮食，增加机体抵抗力。

283. 手术前吃东西有哽咽感或吞咽困难怎么办？

对于术前出现哽咽感或吞咽困难的患者，需根据病情合理安排饮食，提供高蛋白、高热量、少纤维的流食或半流食，对严重吞咽困难的患者，医生会采用静脉输注脂肪乳、氨基酸、葡萄糖等液体补充营养。

284. 手术后各种饮食类型如何过渡？

一般情况下，手术当日开始禁食、禁水，至术后 1 个月恢复到普食。具体饮食类型变化，需遵医嘱。

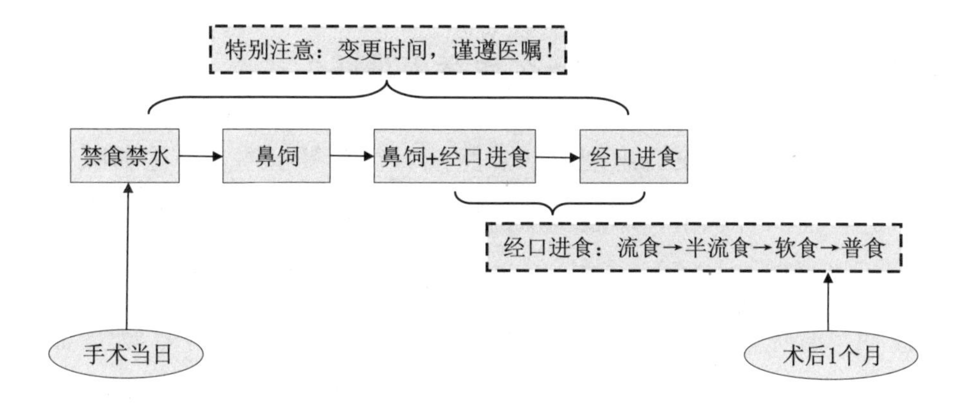

285. 手术后的某一天，医生让喝水了，需要注意些什么？

因吻合口的存在，最初试饮时需小口慢咽，切忌大口大量下咽，以防胃部不适或对吻合口造成不良影响。依从性差的患者宜使用勺子进食。饮水后需注意体温变化，如出现发热或胸闷、气短等不适，及时告知医护人员。

286. 手术后为什么不能一直吃流食或半流食？

一般建议术后 1 个月恢复正常普通饮食，避免辛辣刺激食物、油炸食物、大块黏性食物（如大块年糕、大块香蕉等）。长时间进流食或半流食，可造成吻合口狭窄，出现进食困难的现象。长期吃流食，也增加反流、误吸的可能。

287. 手术后吃东西有什么注意事项吗？

饮水后，如没有出现发热、胸闷、气短等不适，可逐渐减少所进食物的含水量，即逐步从流食，过渡到半流食、软食，直至恢复普通饮食。这个过程中，食物种类尽量丰富，进食时需细嚼慢咽，避免使用辛辣刺激食物、油炸食物、大块黏性食物（如大块年糕、大块香蕉等），避免进食过快、过量、过热、过硬，药片、药丸应研碎溶解后服用，以免导致吻合口损伤。

饮食要规律，进食以少食多餐为原则，进高蛋白、高热量、高维生素、少渣、易消化饮食。每次不要吃得过饱，可在每日正常三餐外另加餐 2 次。

饭后不要立即卧床休息，要有适当的运动，促进胃排空；睡眠时将枕头垫高，以半坐位或低半卧位为佳；裤带不宜系得太紧；进食后避免有低头弯腰的动作。持续关注进食后的反应，出现胸闷、气短、发热等症状及时就诊。

（二）呼吸功能

288. 呼吸功能锻炼的目的是什么？

呼吸系统的功能对于胸外科患者来说十分重要。通过术前的深呼吸、咳嗽训练可以在术前排除肺部的痰液改善肺部通气和控制肺部感染。更重要的是，术后通过呼吸、咳嗽可使肺组织尽快复张，排除胸腔内残留的气体、液体，有利于术后改善肺部通气，控制肺部感染，从而促使患者尽快顺利康复。

289. 什么是腹式呼吸？

腹式呼吸，简单来说就是“鼻吸、口呼、鼓肚子”。练习时取坐位，闭口，用鼻深吸气，腹部尽力向外鼓起至极限，屏气1~2秒后呼气，呼气时腹部自然回缩，嘴唇微缩成吹蜡烛状缓慢呼气。吸气与呼气时间比约为1:2。练习的重点是要掌握吸气时肚子向外鼓的方法。一般来说，手术后第1日开始，咳痰间歇期进行即可。

290. 什么是有效咳嗽？

掌握正确的咳痰方法，有助于术后及时节力排出痰液，预防肺部感染，促进肺复张。进行有效咳嗽前，可以先进行腹式呼吸数次，将双手置于上腹部，感觉腹肌用力状况，然后执行“咳嗽三步曲”：第一步深吸气、第二步憋住气、第三步声门紧闭，使膈肌抬高，增加胸腔内压力，最后突然放开声门，收缩腹肌使气体快速冲出将痰液咳出。

手术当日返病房后，如果患者自觉有痰液，平卧状态下即可将痰液咳出，咳出时头偏向一侧以利吐出。术后第1日起，需主动进行有效咳嗽训练，有痰咳出，没痰咳嗽即可。

291. 深呼吸可以替代咳嗽吗?

不可以!

深呼吸是将气体吸入肺组织，促进肺组织膨胀复张的过程。咳嗽则是将肺内痰液经各级支气管逐步排出体外的过程。仅仅深呼吸，缺乏将痰液排出体外的动力，所以深呼吸是不能替代咳嗽的。

292. 术前有什么方法可以协助进行呼吸功能锻炼吗?

(1) 爬楼梯锻炼，每日 2 次，时间以能耐受为准。

(2) 每日早晚到室外慢跑，方法：散步 50 米，慢跑 50 米，

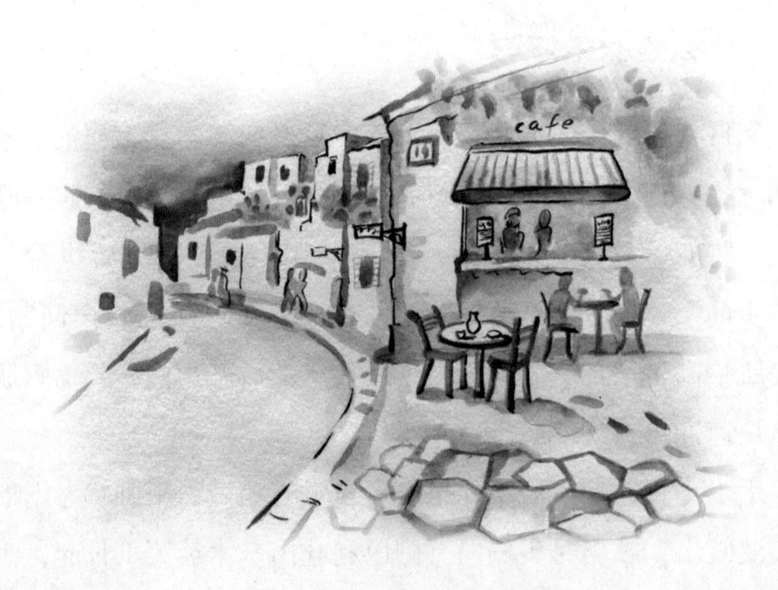

不要求速度和时间。

（3）做原地蹲起运动，从每次 5 个开始，逐渐增加，每天 3 次。

（4）使用呼吸功能训练器，每日 6 次，每次 5~10 分钟。

（三）身体运动功能

293. 手术那侧胳膊疼怎么办？

食管癌手术过程中，患者是侧卧在手术床上的，手术那侧上肢放在固定的支架上，手术时间 2~3 小时以上，长时间的固定位置摆放，术后患侧肢体肩关节会出现酸痛感，这是正常现象。可通过主动或被动活动患侧肩关节，加速血液循环，放松局部肌肉来缓解痛感。

294. 什么样的患者术后不能过度活动术侧胳膊？

小切口开胸的患者，因会有一根引流管放置在切口附近的肌肉层内，过度频繁活动术侧胳膊会造成肌肉与引流管的摩擦，有出血的可能。术侧上肢进行日常的刷牙、擦痰等动作是可以的，需要避免的是肩关节的大幅度、频繁的活动。

295. 如何进行上肢活动锻炼?

最基本的上肢活动锻炼，就是床上刷牙、梳头，术后医护人员鼓励患者自理，也是从术后第 1 日早晨起床刷牙开始。术后第 1 日即可开始做肩臂的主动运动，方法包括术侧手臂上举、外展、爬墙以及肩关节向前、向后旋转，拉绳运动等，以使肩关节活动范围恢复至术前水平（见下图）。

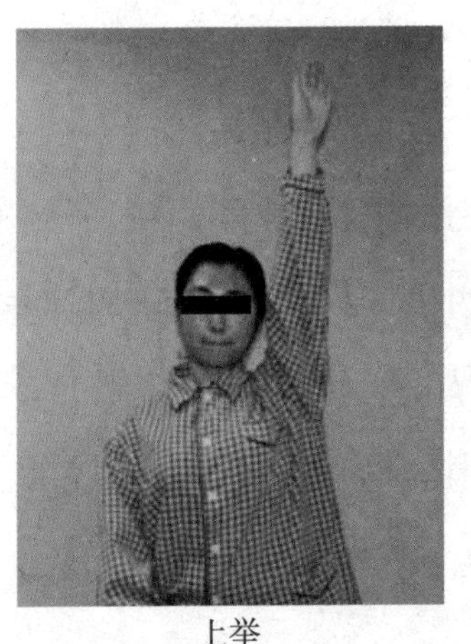

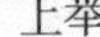

上举

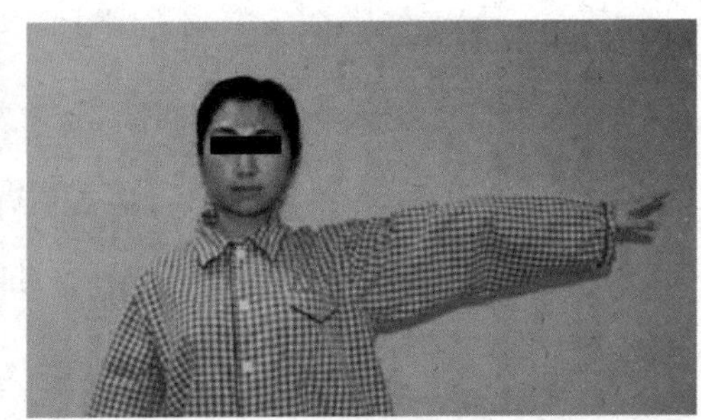

外展

296. 如何进行床上下肢活动锻炼?

手术结束患者清醒后，即可在床上开始下肢活动，最初可从脚腕部向左、向右旋转开始，膝关节也可以弯曲-伸直交替的形式活动。床上下肢活动的方法多种多样，术后第 1 日起，患者可根据自身情况从下列示范中选择继续进行。

（1）双下肢轮流屈伸、抬高。

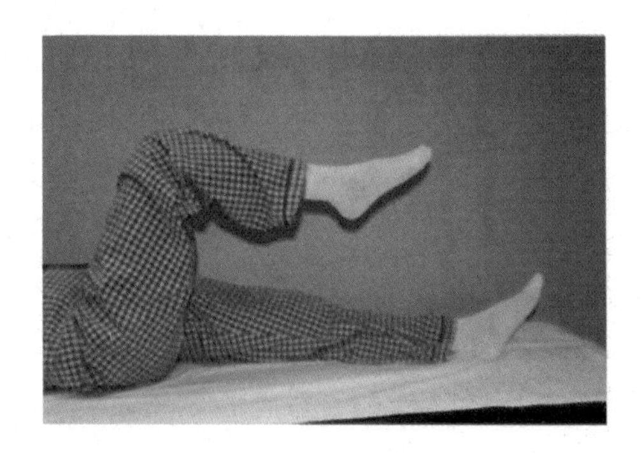

（2）双下肢轮流抬高，脚部做环形运动。

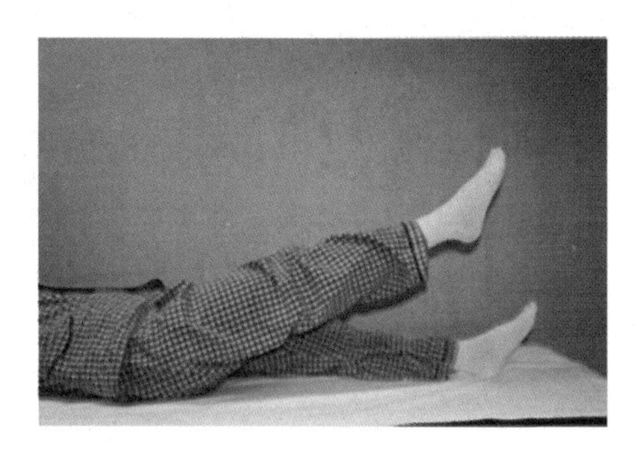

（3）膝盖弯曲，双足蹬床使臀部抬高，保持几秒钟。

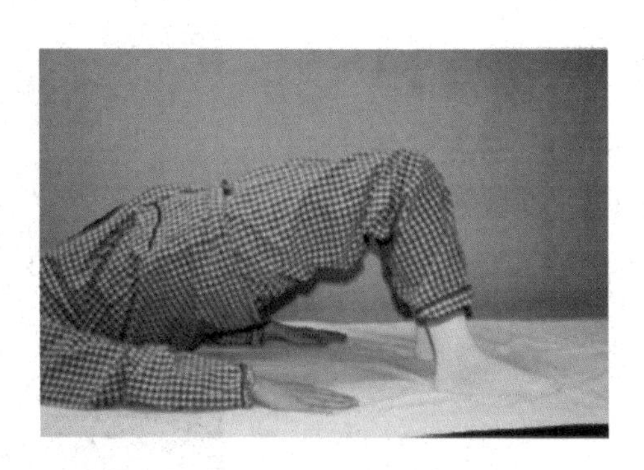

（4）双下肢抬高，模拟空中蹬自行车。

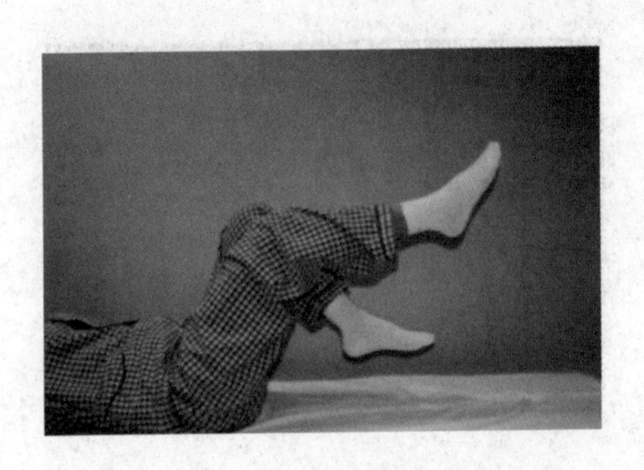

297. 术后下床时需要注意些什么？

手术后患者卧床时间较长，下床时需避免体位改变过快过猛，以防头晕跌倒，即医护人员所说的术后下床需要注意预防直立性（体位性）低血压。

298. “下床三步曲”是什么？

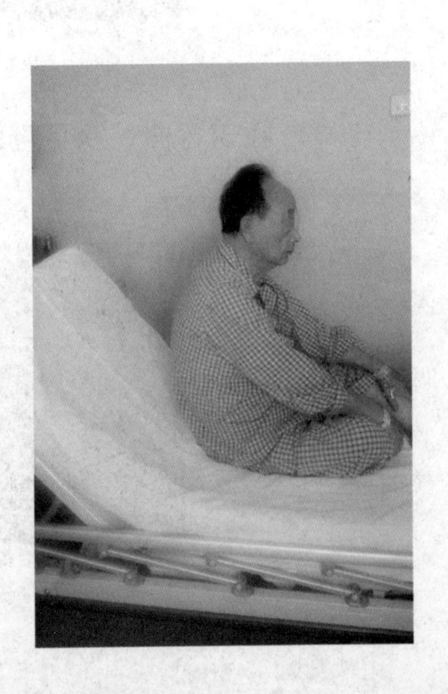

第一步：摇高床头至60°，患者坐起，床体高度以双腿下垂足部接触地面为宜。

第二步：患者双腿下垂坐于有胸管一侧的床边，直至适应此状态，无头晕症状。

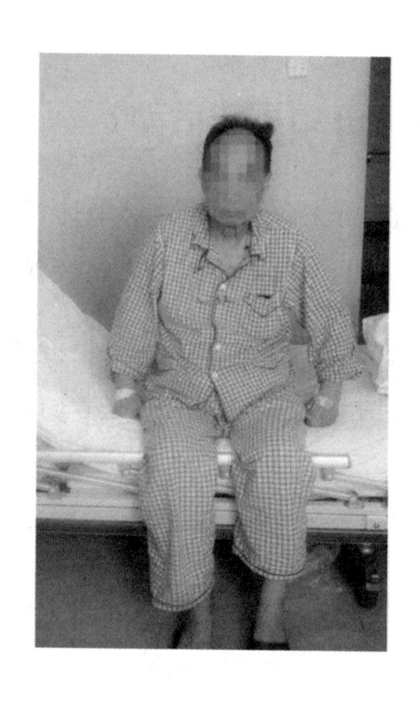

第三步：陪伴人员协助患者床边站立，无头晕症状时可行原地踏步。

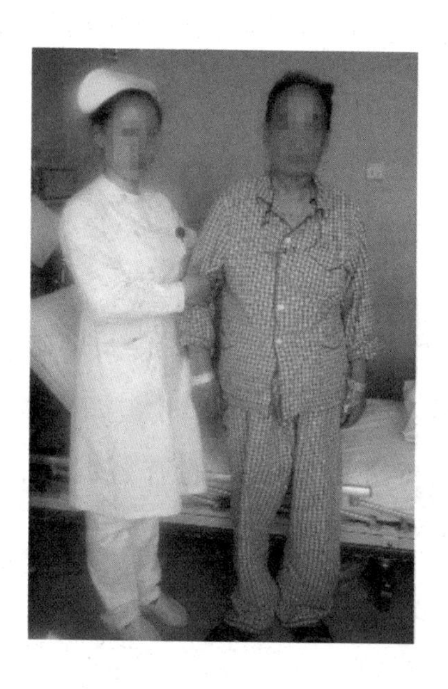

299. 术后什么时间开始下床活动？

在病情稳定的情况下，患者需尽早下床活动，以减少并发症发生，如肺不张、坠积性肺炎、深静脉血栓等，同时能促进肠蠕动，减少术后腹胀。下床活动，要根据自己体质、病情而循序渐进。一般来说，在病情平稳的情况下，术后第 2~3 日晨起即可按上述“下床三步曲”完成下床或在床旁站立移步。活动过程中需注意各引流管路妥善保护，避免牵拉，出现头晕、气促、心动过速、心悸和大汗等症状时，应立即停止活动。术后第 3~4 日起，可在他人扶持下围绕病床行走 3~5 分钟，活动范围应以床旁 1~2 步为宜，以后可根据患者情况逐渐增加活动量。需要特别注意的是，术后 3 日内，胸管未拔除期间，不宜去卫生间大小便。活动过程中如果患者感觉眩晕，应让其平卧，待症状缓解后，间隔几个小时再下床。下床活动以患者不感到疲倦为宜，切忌疲劳作战。

300. 出院后如何进行锻炼？

患者需根据自己病情的恢复程度，安排适当的运动，量力而行。可以做一些体力消耗不大的家务，如洗衣服、做饭、买菜、扫地等，同时可坚持进行低强度的有氧锻炼，如散步、打太极等，锻炼心肺功能。

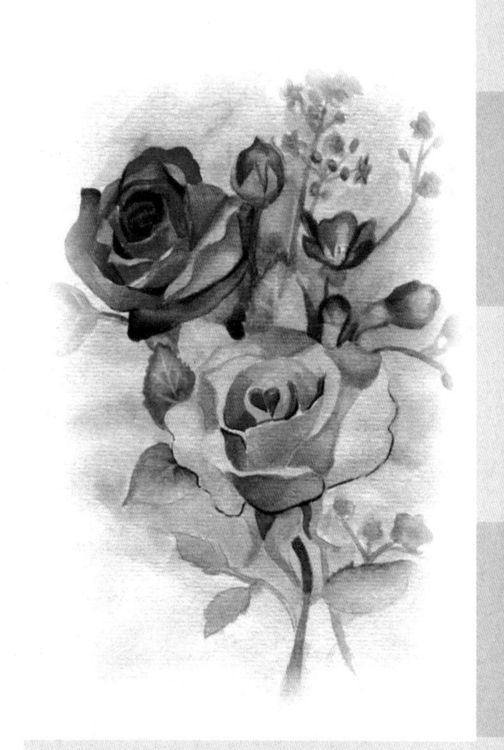

六、日常生活与复查篇

◎异常症状处理
◎复查和随诊
◎呼吸道保养
◎家庭吸氧
◎健康的生活方式

（一）异常症状处理

301. 患者术前胸背痛的原因和处理

原因：①当肿瘤侵出食管外膜时，受侵的组织如椎前筋膜等处的感觉神经受到刺激，反射到中枢使患者感到胸背疼痛。这种疼痛一般呈持续性，以夜晚为重。靠治疗肿瘤才能根本缓解疼痛，也可暂时口服止痛药。②早期食管癌患者也可出现吞咽疼痛，发生与食物的软硬相关（硬的食物明显），随着病情进展，吞咽疼痛反而可能减轻。

处理：按三阶梯止痛方案（见本书相应内容）。

302. 患者术后疼痛的原因和主要镇痛方法?

伤口疼痛是许多患者担心的问题之一。伤口疼痛是人体应激反应的一个重要表现，是一种正常的生理活动。术后疼痛的程度与伤口的大小、手术部位有关（损伤皮肤、软组织，尤其是肋间神经），与人的焦虑情绪也密切相关。焦虑情绪越严重，机体的痛阈越低，心理上高度恐惧的患者对疼痛的敏感性增高。由于每个人对疼痛的敏感性不同，疼痛的程度因人而异。

术后疼痛可引起患者心率增快、血压升高等症状；患者还可以因疼痛不敢用力咳嗽，可能会引起肺部并发症；疼痛导致肌肉张力增加、肌肉痉挛、限制机体活动会促使深静脉血栓形成；疼痛还可导致失眠、焦虑、恐惧等情绪障碍。

术后常用的镇痛方法：①止痛效果最好且副作用最少的方法是硬膜外局部神经阻滞止痛：即术前麻醉时即硬膜外穿刺置管，术后疼痛时可间断经此管推注止痛药。优点：局部原因局部处理，直接作用于肋间神经根，止痛效果好且持续时间长，不涉及全身副反应。缺点：硬膜外穿刺有一定技术要求；每天最好推两次以上，否则容易堵管。②经静脉途径放置自控镇痛泵，可持续、平稳地减轻疼痛，但部分患者（尤其是女性）有较明显的头晕、恶心等不适。一般无需借助手控开关，自动开关给药即可满足患者需求。个别痛阈较低的患者可加用手控开关，根据疼痛的程度，患者可自行按压手控开关增加镇痛药物的剂量。术后自控镇痛泵更容易维持最低有效镇痛药的浓度，且给药及时、迅速，基本解决了患者因为个体差异对于镇痛药的需求，有利于患者在任何时刻、不同疼痛强度下获得最佳镇痛效果。③疼痛剧烈时，可肌内注射镇痛药。虽然镇痛起效快，但持续时间短，仅能持续 2~4 个小时。疼痛最明显的手术后 48 小时内，以后逐渐缓解。④在以上措施不能持续时，患者此时疼痛已不剧烈，也可选择口服第二阶梯镇痛药，如氨酚羟考酮、盐酸曲马多缓释片、可待因+对乙酰氨基酚、氨酚可待因（可待因+对乙酰氨基酚）、盐酸丁丙诺菲舌下片。

303. 食管癌术后长期慢性疼痛怎么办？

术后长期慢性疼痛，且试用多种止痛药效果仍然不佳时，建议采用肋间神经阻滞（即在肋间神经旁注射麻醉药物）。优点是：局部原因局部处理，直接作用于肋间神经根，止痛效果好，不涉及全身副反应。缺点：持续时间不够长，可能需要反复注射。如果疼痛仍然持续，应进行神经破坏或介入治疗等有创性治疗，如冷冻治疗。

304. 术前吞咽不畅、吞咽疼痛的原因和处理

早期食管癌患者的症状往往不明显，易被患者忽视。患者不适与吞咽食物有关，如胸骨后不适、吞咽时轻度疼痛，尤以进干、硬食物时明显。随着病情进展，患者由食用固体食物（如馒头、米饭）有哽噎感发展为进半流食（如面条、粥）困难，最后进流食困难——进行性吞咽困难。由于肿瘤进展，造成所在食管逐渐狭窄，僵硬不能扩张，即食管结构发生了客观的结构改变。此时，为了满足机体所需，必须顺势而为，只能进食吞咽不难受的食物，而且必须细嚼慢咽。否则，硬往下咽，必然适得其反，食物潴留造成狭窄部食管水肿，狭窄加重后滴水不入，最终不得不静脉输液。

305. 术后吞咽不畅的原因和处理

食管癌患者术后吞咽不顺的最常见原因是吻合口狭窄。术后短期内出现吻合口狭窄多与胃酸反流、吻合口炎症有关，待吻合口炎症减轻，吞咽不畅的症状可会有所缓解。大部分吻合口狭窄发生于术后2~3个月，并逐渐加重，不能满足机体正常的基本需要。

怀疑吻合口狭窄，可通过食管造影和胃镜明确诊断。胃镜检查是必须的，必须区分狭窄是瘢痕性还是肿瘤复发引起的。

306. 食管癌术后吻合口狭窄该怎么治疗?

在明确食管狭窄的性质后：①通常选择的治疗方法是胃镜下球囊扩张术。现在已能实时观测球囊压力，减少食管继发性损伤，且操作简单。一般需要至少连续扩张两次，多数为三次，间隔最长两周。②若反复扩张困难，可选择胃镜下放射状切开吻合口瘢痕环，结合球囊扩张，效果较好，但需要到有经验的大医院。

若为肿瘤复发所致吻合口狭窄，可选择能取出的食管支架，虽可取得满意的近期疗效，但其不延长患者的生存时间且有严重的不良反应（如支架脱落、疼痛、大出血、食管-气管瘘等），达到目的后应尽早取出。除非预计患者生存时间不超过半年，才考虑不取出食管支架。

307. 为什么食管癌术后会出现胃反流或呛咳?

食管癌患者做了食管部分切除，胃代食管（食管-胃吻合）手术，现在使用的吻合器一般是 25 号（直径 25 毫米）进行食管胃吻合，吻合口是靠瘢痕愈合。但由于手术同时必须切除贲门，使患者术后失去了贲门抗反流功能。胃是经过游离处理才能达到胸腔，与剩余的食物吻合——游离、处理必须牺牲部分胃的血管和神经，这样使胃的排空功能也同时减弱了。如果患者术后进食过多，或者胸腔压力突然增加（如咳嗽时），或者进食后就平躺，则胃内容物和胃液就会通过吻合口反流，导致呕吐。严重时，患者反应不及，胃内容物误吸进入气管，引起呛咳，可能导致吸入性肺炎，甚至生命危险。

308. 进食后出现反流怎么办?

反流的主要原因：手术切除了贲门，使患者失去了抗反流机

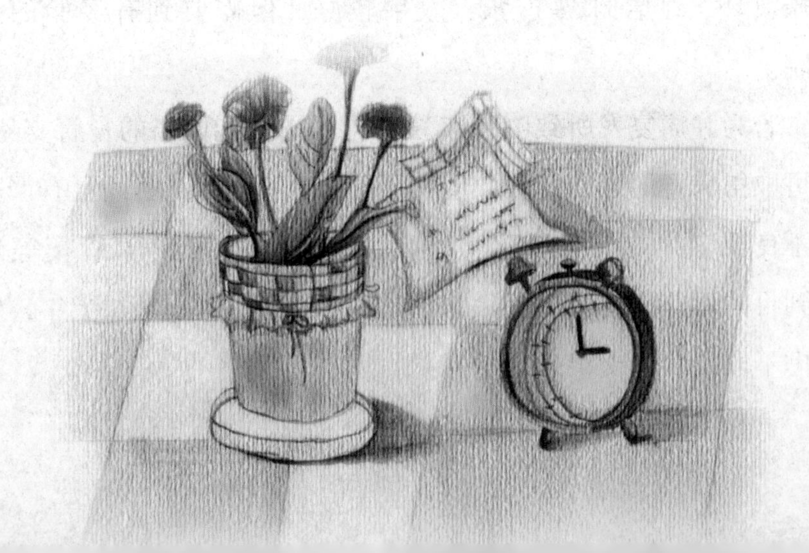

制；胃经过手术游离处理，排空功能减弱。可见是消化道结构改变是发生反流的主要原因。患者必须适应消化道客观结构的改变，否则将产生消化功能障碍，恢复的代价会更高。先调整饮食习惯，应细嚼慢咽，少量多餐，控制每次的进食量（特别是液体量），尤其是晚餐，饭后不能立即平躺。口服增加胃动力药物和抑制胃酸分泌的药物，睡前适当慢步活动。

309. 回家后发热怎么办？需要怎么处理？

患者回家后发热的原因主要有三：①吻合口瘘，最常见的原因，体温多在 38.5℃以上，且退热药效果不佳，患者全身反应明显，常伴有气短等不适。血常规检测白细胞总数和中性粒细胞比例明显升高。②拔除胸管后出现的吸收反应，特点是发生于拔除胸管后的两天以内，体温多数不超过 38.5℃，患者一般情况好、全身反应轻，退热药效果好，发热一般不超过两天，血常规检测白细胞总数和中性粒细胞比例轻度升高。③切口感染，体温多数不超过 38.5℃，典型表现是早上体温正常，下午体温逐渐升高，患者一般情况好、全身反应轻，血常规检测白细胞总数和中性粒细胞比例轻度升高，切口部分红肿或渗液。

若体温超过 38.5℃，患者先停止进食水，立即与手术医生联系或到附近医院及时就诊。通常需要急查胸部正侧位片和血常规，首先排除吻合口瘘。若连续两天体温虽然没超过 38.5℃，但均高于 37.4℃，或手术切口渗液，也应与手术医生联系或到附近医院及时就诊。

310. 放化疗后出现咳嗽、气短、发热怎么办?

可能是出现了放射性肺炎，应及时就医检查。若确诊此病，需要抗感染、静脉输液、联合激素治疗；也有可能出现了气管食管瘘或食管纵隔瘘，导致食物进入气管或纵隔引起相关症状，若确诊此病，需禁食水，抗感染、静脉输液治疗。

311. 拆线后出现伤口流水怎么办?

患者拆线后出现伤口流水，一般情况下是手术切口不愈合或切口感染，后者伴有切口红肿，渗液多混浊。需要与手术医生联系或到附近医院及时就诊。通常需要换几天药，后再缝合，都能治愈。

312. 拆线后伤口不愈合怎么办?

伤口不愈合指伤口裂开，但不伴有红肿或流脓。需要与手术医生联系或到附近医院及时就诊。经清创（去掉不健康的组织）、换药，再缝合，都能治愈。

313. 食管癌治疗后声音嘶哑是怎么回事? 该做什么检查?

喉返神经控制人体发声。声音嘶哑即喉返神经受到损伤。分两种情况：手术后短期内出现；放化疗后出现或术后长期出现。

手术后短期内出现：①手术后立即出现，部分患者3个月后完全恢复（喉返神经功能性损伤），部分患者3个月后仍不能发出高音（如“一”），喉返神经结构性损伤。②术后当时发音正常，但术后2~3天出现声音嘶哑，属喉返神经功能性损伤，一般在术后3个月内能完全恢复。

放化疗后出现或术后长期出现：多因为纵隔淋巴结转移导致压迫喉返神经所致，如气管旁、隆突下或主动脉弓旁。多伴有喝水时呛咳（声带麻痹，吞咽时声门无法及时关闭，水进入气管所致）。

判断喉返神经是功能性还是结构性损伤，首选间接或纤维喉镜检查——对比两侧声带的活动度：两侧声带活动对称，属功能性；单侧声带活动减弱，属结构性功能损伤。一般还需常规行颈胸增强CT检查或PET-CT，判断是否确有淋巴结转移压迫喉返神经。

314. 术后患者出现恶心、呕吐的原因和处理

麻醉中应用一些麻醉药物会导致术后恶心、呕吐。女性患者发生的可能性要高于男性。部分肿瘤患者术中会在病变部位（盆腔或腹腔内）预防性应用一些化疗药物，也会导致术后恶心、呕吐。预防性使用止吐药物可降低其发生率，也会改善恶心、呕吐的症状。

315. 治疗期间感到恶心、呕吐怎么办?

化疗时有的患者会自觉恶心，但又吐不出来，这时可找医生给予止吐药物治疗。除药物治疗外还有一些辅助方法可以减轻症状，如喝有味道的水或饮料，吃水果。如果感到药物有异味，可以闻一些有味的水果，如橘子，橙子等。住在同一房间的患者如果出现恶心、呕吐，应尽量避开，输完液后也可以走出房间，散散步、呼吸一下新鲜空气。做点自己喜欢的事情，如听音乐等。患者回家后可适当参加一些文体活动（如打麻将）分散一下注意力。还可按照中医疗法，按揉内关穴，对胃起到保养作用。

316. 患者在家胸闷、气短怎么办?

先辨明是否是真的胸闷、气短。如果虽较术前差，但比刚出

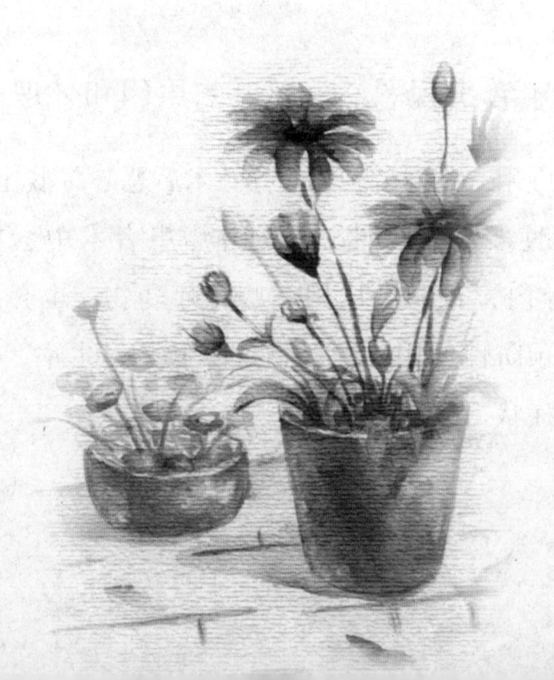

院时强，则非真胸闷、气短。如果活动后，胸闷气短减轻，也非真胸闷、气短。

如果患者虽有胸闷、气短，但对生活无大影响，且无发热等不适，则可在家观察 1~2 日。除此之外，应与手术医生联系或到附近医院及时就诊，通常需要急查胸部正位片/侧位片和血常规。

317. 患者在家痰中带血怎么办？

患者虽有痰中带血，但呈减少之势，则可在家继续观察。若为新出现的痰中带血，且发生两次了，则应与手术医生联系或到附近医院及时就诊。

318. 患者在家感到疲乏怎么办？

先让患者减少活动量，且动作要慢，不能做力不从心的事情。排除患者因进食差导致的疲乏。观察 1~2 日，若有好转，则可在家继续观察；若有加重，则应与手术医生联系或到附近医院及时就诊。

319. 为什么食管癌术后会出现腹泻？

这是手术所致消化道结构改变带来的远期并发症是功能性的，而非细菌性肠炎，故用抗生素反而有害。可先调整食物种类。例如，有些人吃鸡蛋或油腻食物时易诱发，可适当口服治疗功能性腹泻的药物（如思密达）。也可使用助消化的药物，或尝试中药。

320. 治疗后大便干燥怎么办?

首先应向医生说明大便干燥的原因，医生会分析这是否与疾病和治疗有关，如肿瘤压迫、治疗手段等。除按医生医嘱给予的药物治疗外，还可以非药物干预，如调节饮食，多吃一些粗粮和粗纤维的食物，如玉米面、小米、芹菜、韭菜等。要多吃一些水果，特别是香蕉、西瓜等；喝蜂蜜水，达到润肠通便的作用。多喝水，适当参加体育运动。还可行腹部按摩，由右向左顺时针按摩，一增加肠蠕动，增加排便的次数。

（二）复查和随诊

321. 哪些因素决定食管癌患者的生存时间?

肿瘤“治好”在医学上指“治愈”，即生存时间达 5 年以上。我国食管癌的手术切除后的 5 年生存率在 30%~40%。主要取决于三个因素：①肿瘤的恶性程度（生物学行为），即患者所患的肿瘤是否容易转移，如原发肿瘤较小时就发生转移，说明肿瘤恶性程度高，预后差；有些肿瘤虽然较大，还没有发生转移，说明肿瘤恶性程度较低，预后较好。这与病理报告中指肿瘤组织学类型（鳞癌还是小细胞癌）、分化程度，肿瘤细胞的基因改变有关。②治疗肿瘤的时机，如肿瘤尚在早期就及时治疗，预后好；如肿瘤已发展至晚期，则预后差。这在病理报告中指肿瘤的 TNM 分期。③治疗方案是否科学、有效。如手术能否达到根治目的，是否需要辅助治疗（如同步放化疗，或放疗），治疗是否有效果。

322. 食管癌复发是怎么回事？

肿瘤复发指肿瘤病灶完全消失一段时间后，再次发现肿瘤病灶。主要分为局部复发和远处转移。局部复发指肿瘤病灶发生于吻合口、区域淋巴结；远处转移指肿瘤经血源播散至全身其他脏器，如肺、肝、胸膜、骨和肾。

323. 复查时发现纵隔淋巴结较前增大是怎么回事？如何治疗？

如果患者在复查时，胸部增强 CT 扫描发现纵隔淋巴结肿大，且对比既往 CT 检查结果，考虑为新出现的淋巴结肿大或较既往之纵隔淋巴结此次有所增大、增多，则判断食管癌纵隔淋巴结转移。PET-CT 虽有助于诊断，但最好经支气管镜穿刺肿大的淋巴结，取得此淋巴结的细胞或病理结果才能最终明确诊断。建议同时做全面检查，包括食管造影（或胃镜）、脑核磁共振、全身骨扫描等，排除食管癌其他部位复发和全身其他部位转移后，则可对纵隔转移之淋巴结行同步放化疗或放疗或化疗。

324. 复查时发现锁骨上淋巴结肿大是怎么回事？如何治疗？

复查时医生查体发现患者锁骨上区有肿大淋巴结多为转移性，尤其是质地硬且活动度差者。经锁骨上淋巴结穿刺或局麻下行锁骨上淋巴结活检术以明确诊断。胸部 CT 检查可发现、判断是否同时伴有纵隔淋巴结转移。如无其他部位复发或转移，则可行同步放化疗或放疗或化疗。

325. 食管癌转移是怎么回事？

通常是指“全身扩散”，即肿瘤细胞通过血液循环（即血源途径）到达距原发肿瘤部位较远的身体其他部位，并形成新的肿瘤病灶，如肿瘤转移到肺、肝、骨骼等。转移说明食管癌患者

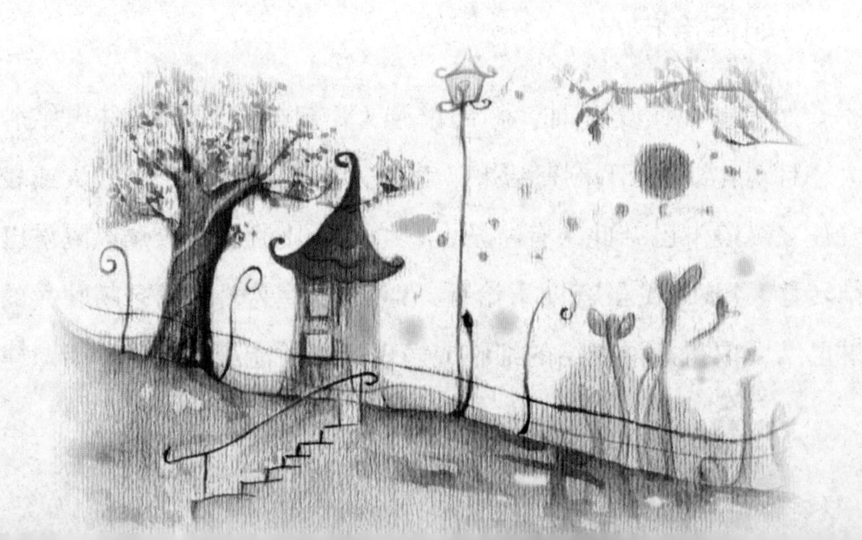

已属晚期。此概念不同于淋巴结“转移”，淋巴结转移是局部肿瘤扩散（按淋巴结回流的规律进展）。

326. 食管癌转移如何确定？

影像学方面：在肿瘤原发部位及附近淋巴结外，身体其他部位（器官、脏器）发现新出现的符合转移癌特点的病灶。虽然价高且医保不能报销，全身 PET-CT 检查是最佳选择。但最终确诊还依赖于通过穿刺取得病灶内的细胞。

327. 食管癌复发了如何治疗？还需要手术吗？

无论是食管癌在食管、吻合口或胃出现复发，一般均不考虑再次手术。原因如下：①第一次手术及曾经放化疗往往使胸腔黏连严重，食管、胃、肺相互间难以充分分离，且易损伤，手术难度大，根治性差（切除范围不充分），术后并发症发生率高（术后患者恢复慢，容易出问题，甚至有生命危险）；②实际肿瘤范围往往较影像学范围大，其实手术多难以切除彻底，造成患者二次手术之后生存期不满意。

328. 食管癌转移如何治疗？还需要手术吗？

食管癌术后，除有可能局部复发、淋巴结转移外，也可能发生其他部位的转移，如肺转移、肝转移、骨转移、脑转移等。发生远处转移后，一开始患者可能没有不适症状。但随着转移瘤的进展，患者会有相应的症状出现，如咳嗽、气短、腰腿疼痛，肝区隐痛、头痛，恶性呕吐等。无论有无症状，检查发现远处转移，食管癌转移不考虑手术，需及时进行以全身化疗为主的综合治疗。如肝转移者还可选择介入治疗；脑转移者可选择脑部放射治疗，然后全身化疗；骨转移需全身化疗，疼痛较重者可使用双膦酸盐类药物治疗以减轻疼痛，改善生活质量；局部放疗也是镇痛的有效方法。

329. 食管癌患者治疗后间隔多长时间复查?

一般建议食管癌患者复查间隔时间如下：术后两年以内，每三个月复查一次；术后两年以内每半年复查一次；术后五年以上每年复查一次。期间，如有任何不适，如原进食良好，但又间断出现进食不顺，逐渐有所加重；声音嘶哑，进食水呛咳；或持续进行性加重的咳嗽等，都应及时到医院检查。

330. 复查需要做哪些检查?

食管癌患者复查一般需要进行以下方面的检查：①吻合口是否通畅？了解吻合口的情况，胃镜当然是金标准，但其使患者明显不适，且无痛胃镜预约时间长，故胃镜一般不作为首选。首选食管造影，通过不同体位判断食管胃吻合口的形态，判断是否有肿瘤复发。结合患者进食情况，判断是否有必要进行吻合口扩张。若怀疑有问题，则需行胃镜检查。②胸腔情况，以前是胸正侧位，显然已被CT所替代。主要是观察有无肿大淋巴结，吻合口局部管壁是否增厚，有无异常软组织影，肝、肾上腺有无转移。③腹部情况，首选增强CT，较B超分辨率明显高，且减少人员技术水平差异带来的误差。但CT较B超患者承受的射线剂量明显增加，故第一次复查建议行腹部CT（留底），以后可以考虑用B超替代。但若怀疑或排除腹部肿瘤复发或转移时，还应行CT检查。

当患者出现怀疑骨转移或脑转移的症状时，才需行全身骨扫描或脑核磁共振。

331. 什么是钡餐检查？在复查中有什么意义？

钡餐检查是上消化道这样的俗称。用于消化道检查的钡餐是药用硫酸镁，因为它不溶于水和脂质，所以不会被胃肠道黏膜吸收，因此对人体基本无毒性。钡餐检查即消化道钡剂造影，是指在X线下显示消化道有无病变的一种检查方法。较胃镜患者感觉没胃镜“痛苦”，医生操作得当可以清楚地显示食管黏膜，及时早期发现食管病变，但敏感性较胃镜差。因医生可实时观察胃的蠕动情况，较胃镜诊断皮革胃（胃癌的一种，以胃壁弥漫性僵硬为主要表现）更敏感。在复查中主要用于观察吻合口的通畅情况。

332. 为什么胃镜不作为食管癌的常规复查项目?

一般情况下胃镜较食管造影为优，尤其在发现早期肿瘤方面。但胃镜较造影（钡餐）患者感觉更不适，且费用高预约时间长。如果造影怀疑有病变，或既往食管就要病变复查，则需做胃镜复查。

333. 在哪些情况下用胃镜代替钡餐?

食管癌患者术后复查，并不需要每次都做胃镜检查，因为胃镜是有创检查，且有一定痛苦。但如果有以下情况，则有必要做胃镜检查：如患者近期新出现的进食不适症状，怀疑吻合口出现异常情况（最常见情况是肿瘤复发或狭窄）；尽管没有进食不适，但在复查时，上消化道造影发现吻合口局部黏膜不规整或充盈缺损或软组织影，同时胸部 CT 发现吻合口局部管壁增厚或软组织影等。通过胃镜检查，可直观观察下咽、吻合口及周围有无异常，并可取得病变上的细胞以明确有无肿瘤复发还是良性狭窄或反流。

334. CT 检查有什么意义?

CT 能发现食管及吻合口附近有无异常软组织影，淋巴结转移的情况；排除肝、肺、肾及肾上腺转移。对食管癌局部和全身的情况的诊断很有帮助。若结合 PET，则成为 PET-CT，诊断更有价值（除了价格贵，没有其他缺点）。

335. 什么情况下需要做增强 CT?

增强扫描就是把增强对比的药物从静脉注入血管内同时进行 CT 扫描，增加了病变的信息量，可以发现平扫没有发现的病灶，主要用于鉴别病变为血管性或非血管性，明确纵隔病变与心脏大血管的关系，了解病变的血供情况以鉴别良恶性病变等。食管癌的增强扫描有助于更加准确判断病变和血管的关系、淋巴结转移情况等，对判断手术切除性有较大帮助。

336. 增强 CT 是否比常规 CT 承受的放射剂量大?

增强 CT 并未增加放射线的剂量，而是注射了增强对比的药物，使血液供应丰富的组织图像亮度增加，便于鉴别判断。

337. 为什么有时用 B 超替代 CT 检查腹部或颈部?

CT 检查分辨率明显较 B 超好，且不易受操作者技术水平的影响，但 CT 较 B 超放射性损伤要明显增加。若原发病变不在检查范围内，可选择 B 超以减少人体承受的放射剂量。

338. 食管癌患者在什么情况下需要做磁共振（MRI）?

磁共振（MRI）与 CT 检查相比，在判断食管病变与周围器官关系、淋巴结转移等方面略有优势。对于怀疑有脑、肝、骨骼转移者，MRI 是确认或排除的金标准。

339. 食管癌患者在什么情况下需要做全身骨扫描?

食管癌脑转移很少，但骨转移有一定的发生率。全身同位素骨扫描虽然未列入常规复查项目，但如果患者有身体任何部位的疼痛，均需行全身同位素骨扫描以排除骨转移。

340. PET-CT 检查对食管癌的诊断作用?

由于价格昂贵且不能报销，PET-CT 检查在食管癌诊断方面不作为常规的检查项目，但它对于明确食管癌临床分期具有重要的参考价值，特别是在诊断全身转移方面优势明显（除了脑转移核磁共振是金标准），且节省时间。

341. 什么是肿瘤标志物?

肿瘤标志物是指在肿瘤发生和增殖过程中，由于肿瘤细胞的基因不同表达（高或低表达）而合成、分泌并脱落到体液或组织中的物质。这些物质有的不存在正常人体内，只存在于胚胎中；有的在正常人体内含量很低，当身体内发生肿瘤时其含量逐渐增加超过正常人的水平。总之，能够反映肿瘤存在或生长的这一类物质被称为肿瘤标志物。

342. 与食管癌相关的肿瘤标志物有哪些?

与食管癌相关的肿瘤标志物主要有以下两种：

名称	英文缩写	参考范围	临床意义
鳞状上皮细胞癌抗原	SCC	0～1.5 纳克/毫升（ng/ml）	鳞状上皮癌的诊断指标
神经元特异性烯醇化酶	NSE	0～18 纳克/毫升（ng/ml）	小细胞癌的特异性诊断标志物

343. 患者需要查几个肿瘤标志物?

肿瘤标志物是诊断肿瘤的重要参考依据。除肝癌、绒癌等少数肿瘤外，多数肿瘤缺乏单一特异的肿瘤标志物。当怀疑某肿瘤时，医生根据情况，针对性选择多个肿瘤标志物联合检测以提高诊断的准确性。

344. 不同医院的肿瘤标志物是否可比?

不同医院的肿瘤标志物的检测结果不一定具有可比性，主要是由于:

（1）不同的检测方法就会导致检测结果存在差异。如电化学发光、化学发光、放射免疫、酶联免疫吸附试验等，不同医院方法可能不一。

（2）同一种检测方法应用不同品牌试剂也可能使结果有差异。

（3）不同型号的检测设备也会影响结果。

（4）不同批号的试剂也可能影响结果。

目前国内 CEA、CA125 和 AFP 等指标检测方法、试剂、检测体系比较统一，具有较强的可比性。建议：①最好在同一家医

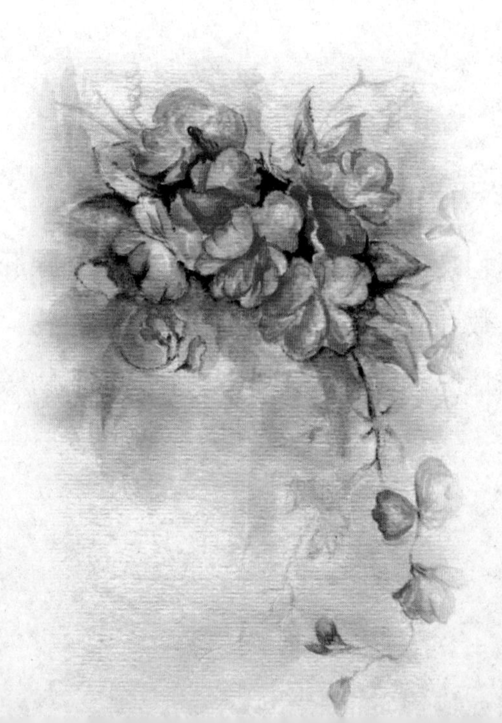

院连续进行检测；②如果不能在同一家医院，尽可能选择相同的检测体系进行检测；③选择水平高、信誉好的医院。

345. 食管癌检查肿瘤标志物有什么临床意义？

肿瘤标志物检测是判断病情的参考依据之一，但重要性低于影像学检查。若单次检测出现轻度增高，仍不能确定复发或转移，可根据医生建议，间隔一定时间复查；如仍呈进行性升高，则有必要进行进一步影像学检查以确定或排除肿瘤复发。

（三）呼吸道保养

346. 居家如何进行空气消毒？

其实家里每个角落都是有病菌存在的，只有当病菌浓度累积到一定程度，才会引起发热或感冒等症状。如何对居家空气进行消毒呢？

（1）最简单的方法就是开窗通风。在室外空气 PM 2.5 指数低，空气质量处于优良状态时，上午 9 时和下午 3 时左右各开窗通风 30 分钟至 1 小时，即可将室内空气与室外空气进行流动交换，达到清洁居家空气的目的。早晨和傍晚时间段空气质量较差，建议避开。

（2）食醋熏蒸也是一种家庭空气消毒方法。食醋含有醋酸等多种成分，具有一定杀菌成分。每 10 平方米可用食醋 100~150 克，加入 2 倍水，使用小火慢蒸 30 分钟。煮沸熏蒸时需密闭房间，每日熏蒸 1~2 次即可。食醋熏蒸需注意家中老幼或患者的耐受程度，煮水过程注意消防安全。

（3）有条件的话可以安装一个 30 瓦的低臭氧紫外线灯（供 15 平方米左右的房间使用），平时出去的时候，照射 1 小时即可杀死空气中 90% 的病原微生物。安装时应注意紫外线灯的作用范围。紫外线等会伤害人体皮肤、角膜，使用过程中家人一定要离开房间。

（4）市场上还有一些可供居家安装的空气净化装置，选择时需注意产品质量与口碑，切忌盲目听信推销。

347. 居家适宜食管癌患者的温度湿度是多少？

居家温度和湿度密不可分。室内温度过高，会使人感到闷热难受、口干舌燥；室内温度过低，人体散热快，消耗增加。室内湿度过高，人体散热就会比较困难；室内湿度过低，空气干燥，呼吸道干涩难受。

一般来说，室内最适合的温湿度应保持在室温达 18℃时，相对湿度应保持在 30%~40%；室温达 25℃时，相对湿度应保持在 40%~50% 为宜。

348. 什么是雾化吸入？

雾化吸入是将含有药物的溶液经过雾化吸入器加以气化，气化成患者可吸入的雾状小液滴，随患者呼吸送入气道和肺部的一种给药方式。根据使用药物的不同，雾化吸入有消除呼吸道炎症和水肿、解除支气管痉挛、稀释痰液的作用。

349. 行雾化吸入治疗时需要注意些什么？

做雾化吸入的时候应尽量深呼吸。因为只有深呼吸才有可能将药液深深吸入肺内，进入支气管、细支气管，将远端的痰液也可以稀释。如果仅仅是浅呼吸的话，吸入的药雾到喉部便被吐出，则起不到雾化吸入稀释痰液、湿润气道的作用了。

350. 为什么雾化吸入后要进行咳嗽锻炼？

患者通过深呼吸将雾化的药滴吸入肺中，与肺内的痰液进行充分的作用。痰液经过稀释和药物的溶解作用变得蓬松而不黏稠，比做雾化吸入前黏稠的痰液要松动得多，这时患者往往轻轻一咳即可将痰液咳出。相反，如果患者不咳嗽，已经稀释的痰液就不会排出，仍留存在肺内，影响患者吸收新鲜的空气。所以，在做完雾化吸入后一定要咳嗽。

（四）家庭吸氧

351. 什么样的患者需要在家里吸氧？

吸氧主要用于纠正缺氧、改善低氧血症，所以不是所有手术后出院的患者都需要回家吸氧。如果有慢性气管炎、肺气肿、脑血管病、冠心病的患者，出现低氧症状，可回家酌情进行吸氧治疗，提高氧分压，改善缺氧状态。

352. 在家里吸氧需要注意些什么？

（1）严格遵守吸氧操作流程，注意用氧安全，做好四防：防震、防热、防火、防油。氧气瓶周围禁放烟火和易燃品，距暖气 1 米，距明火 5 米以外。氧气表及螺旋扣不可涂油，也不能用带油的手拧螺旋。

（2）吸氧时需调节好氧流量再带吸烟管，停止吸氧时则应先取下吸氧管再关闭氧气开关，以免大量氧气突然冲入呼吸道而损伤肺组织。

（3）观察吸氧效果，若呼吸困难症状无缓解，应及时寻求医护人员帮助。

（4）一般以鼻导管的方式，每分钟 2~3 升低流量吸氧即可。

吸氧时注意湿化。

353. 什么是氧浓度？

吸氧浓度是根据氧气流量计算出来的，流量越大，浓度越高。

氧浓度公式：氧浓度（%）= 21+4×氧流量。

354. 在家里吸氧是流量越大效果越好吗？

吸氧治疗一般有两种方式，一种是低浓度吸氧，吸氧浓度低于50%，一般用于慢性支气管炎、肺气肿、肺心病等，过高的浓度会加重二氧化碳的潴留；另一种是高浓度吸氧，吸氧浓度高于50%，主要用于急性呼吸衰竭的抢救过程中，但不宜长时间使用，以防氧中毒或其他并发症。

（五）健康的生活方式

355. 食管癌患者手术出院后如何进行饮食调整？

因为是消化道手术，所以术后解剖结构的改变必然导致进食习惯的改变。如果饮食没能尽快恢复，则全身状态难以尽快恢复，可能将影响后续的辅助治疗。①食物软硬的要求：出院时患者多已进食面条和大米粥，这样出院一周应进食馄饨、饺子，出院两周应进食米饭、馒头，出院一个月能吃较硬的食物（如烙饼）。如果术后长期吃面条和稀粥，将明显增加食管胃吻合口狭窄的概率。②进食习惯的调整：原则是怎么舒服，就怎么吃。一般情况下，先从细嚼慢咽、少量多餐开始，逐渐增加每餐的进食量和减少进餐的次数。饭后应少许慢步活动，有助于食物的排空和消化。

356. 食管癌术后对糖尿病的控制有什么影响？

应到内分泌科就诊。因为食管癌患者的饮食能力因人而异，明显不同于常人，而进食情况又与血糖控制密切相关。若患者进食量或种类受限，用药剂量、时间、次数也必须根据具体情况作出相应调整。

357. 食管癌患者的饮食结构要注意什么？

应参照正常人的饮食结构，如粮食、蛋白质、蔬菜水果等，但在食物具体种类和食物形态上要有调整。原则是怎么能顺利地吃下且不难受就怎么做。如米饭不行可改为软饭，馒头不行则改为饺子、馄饨或面条；发现有些食物易引起腹泻，则应尽量避免。

358. 食管癌患者在家是否需要体育锻炼？

需要体育锻炼，但不同于一般意义上的体育锻炼，更准确地说是功能锻炼。固然患者在家以修养为主，但身体的各个零件不活动活动，也会僵硬、加快退化。功能减退了，不仅影响生活质量，还会对患者心理精神状态产生不利影响。患者可采取轻度体育锻炼，如慢步长走、爬楼梯、遛弯等，因人而异。原则是常动动，不定目标，循序渐进，不累。

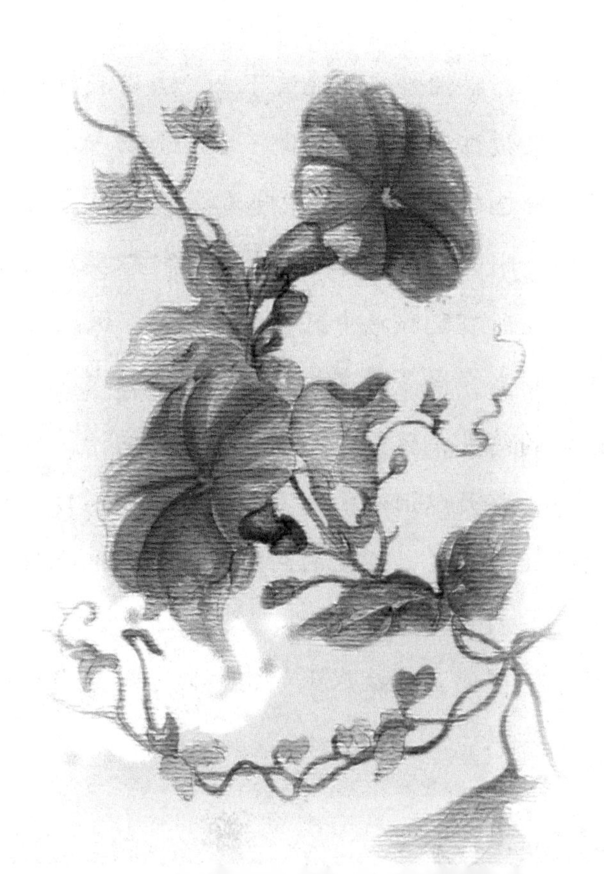

附录：肿瘤患者谈抗癌

生命——在挫折和磨难中崛起

孙桂兰

生命和癌症纠缠

那是1995年8月，我在洗澡时发现右乳下有一肿块，医生让马上住院手术治疗。我清楚地记得，那天他从医生办公室出来，他的眼睛红红的，像是刚哭过的样子。我问他医生怎么说？我的爱人不回答，眼泪却哗哗地流下来。当时我就全明白了，担心、恐惧的结果被证实了。随后做了右乳全切手术，病理切片是髓样癌，腋下淋巴转移7/8，属中晚期。髓样癌是由低分化瘤细胞组成的边界清晰的一种乳腺癌，是一种特殊类型的浸润性乳腺癌，这种癌症在所有乳腺癌中只占5%~7%。医生说这种癌症的早期症状常不明显，很多患者就诊时肿块已较大。

得知这样的结果，犹如晴天霹雳，我轰的一下昏了过去。茶不思，饭不想，整天以泪洗面，不管做什么、想什么都和死联系在一起。由于此前不久，家里的两位老人因肺癌先后去世，我深知癌症的可怕，可怎么也没想到，我的生命会和“癌”纠缠在一起。委屈、绝望使我在病床上号啕大哭，感叹自己的不幸，一时恐惧、焦虑、悲观的情绪像一座大山压得我喘不过气来。

接下来的大剂量化疗让我苦不堪言，化疗产生的不良反应使我面目全非，满头的长发一根不剩，严重的呕吐使我水米不能进，身体极度虚弱，走路都需要人搀扶，白细胞也只有 1000（10×10^9/L）多，打升白针都不管用。确定 4 个疗程的化疗，我连一个疗程也没坚持下来。当时情绪糟糕到了极点，我在想命运对我怎么这样的不公平，“我这么严格要求自己，怎么老天还不长眼，还让我得病。”我把自己包裹起来，谢绝了所有人的探望，不愿让人看到自己得病的样子，情绪极度低沉。从前，即使发烧也强撑精神抖擞，此时我依然不服输，这背后的隐语则是无视身体真实的反应。“病就像一个保护伞，使患者不去正视心理问题。看起来很坚强，实际上是用外在的壳把内心包得严严实实，不愿暴露脆弱的一面”。难道我的生命就此了结，就如此短暂？

但是，内心的真实感受还是会在独处时跳出来。早晨人们匆忙上班，我在窗前站着看着，体会到从未有过的力不从心。

在治疗的第一年里，我的身体垮了，化疗做不下去，白细胞到了 1000 的时候，血红蛋白只有七八克（70~80 克/升）。当时心里有种生不如死的感觉，太难受了、太痛苦了，尤其是化疗，那种难受让我恨不得从楼上跳下去。

我只好住进广安门中医研究院。住院不久，也就是 1996 年 7 月，我的骶骨经常疼痛，经放射性核素扫描、X 线及 CT 检查，确诊右乳腺癌骨转移，人生的不幸又一次降临到我的身上。当时医生们断言：我的生存期也就半年。生命真是危在旦夕。我的精神状态简直崩溃，我爱人40多岁的汉子也整日以泪洗面，似乎世界末日到了。

曾经，我习以为常女儿、妻子、母亲、同事、朋友各种身份，默默承受来自工作、生活的压力，从没想过有一天自己的名片会被病历替代，职务变为“病人”。面对人生的变故，精神即将崩溃的同时也激发了我求生的欲望，我反而安慰整日以泪洗面的丈夫要坚强、要坚持。想着丈夫一天到晚为自己着急、担忧而日渐消瘦的模样，看着儿子渴望母亲活下去的眼神，我下决心一定要活下去，一定要和癌症斗争到底。

但生命将走向何方？我并不清楚。转机发生在抗癌乐园，那个充满健康快乐的癌症病人的组织里。

走出阴霾，与癌共舞

来到抗癌乐园，这里和医院一样聚集着众多癌症患者，令我惊讶的是，很多患者比我还严重都活下来了！走出阴郁灰暗的自我世界，我看到得了癌症还能活得那么积极向上，那么豁达乐观。当时一下把我感染了！他们那种精神面貌、乐观的心态对我震动太大了！人家活得真轻松、真潇洒！我突然发现人还可以这样活。

触动之后，我开始回忆思考自己生病的前前后后，从前的我活得太累、太较劲，太计较得失。在单位，我卖力地工作，不长级心里不平衡，长到一级半才安心。有时候发烧了，到了单位就假装没生病，让人觉得我总是精神饱满。身体不舒服，也不能让大家看到我懒洋洋的样子。那时候的心态是不自然的发展。

抗癌乐园的老师们用自己的亲身经历、用集体与癌魔斗争的事迹、用癌友们一个个战胜癌症的事例，帮我走出了精神的低谷。乐园的领导还语重心长地对我说：“要相信科学，接受现实，调整心态。每一个人得知自己患了很重的癌症，都会有悲伤、恐惧和绝望，但要尽快改变心态，振作起来，采用中西医结合的治疗方法，还有一点很重要，就是要刻苦练习抗癌健身法。郭林老师创编的抗癌健身法是被很多癌症患者采纳的最好的体能锻炼方法。把中医、西医和气功三者结合起来，大多数人都可以活，可以活得很好!”抗癌乐园老师们的真诚帮助和鼓励，癌友们乐观拼搏的精神都深深地震撼了我的心灵。

“40岁该有的竞争压力我没有了，孩子学习我不用操心了，提前享受退休生活，无忧无虑。我这么想把一切都放下了，开心了，自在了。”如果按照生病前的思维，我肯定体会不到这么美好的病后生活。

“40岁提前享受70岁人的待遇。”这是我对当时生活的概括。每天晚上9点左右睡觉，早上6点起来进公园练习抗癌健身法，12点回家先生已经把菜买好饭做好。下午3点再去公园，5点回家。我不再凄凄哀哀，而是静下心来将所有精力放在治病、吃药、练功上。在北京龙潭湖公园的双亭桥练功，桥下是碧波湖水，湖边柳树掩映，静心练功，我体会到从未有过的充实、开心。

整整5年，在北京龙潭湖公园的湖畔，我顽强刻苦地习练抗癌健身法，不论刮风下雨、酷暑严寒从不间断。记不清有多少个寒冷的早晨，厚厚的白雪覆盖着整个公园，我冒着刺骨的寒风，踏着厚厚的积雪，一步一个脚印的习练着，前进着，那雪上轻轻的脚印，就仿佛是我生命的足迹，永不停歇的前进。

至今，我已经和癌症抗争较量了20年。在这场斗争中，我过多地品尝了人生的酸甜苦辣，亲身体会到患了癌症后的恐惧和绝望，体会到克服和战胜癌魔的愉悦和欢快。在和癌症的抗争中，自己不但克服了癌症给自己带来的恐惧和痛苦，也使自己的思想感情得到了升华。

回馈社会，蝶变新生

在大家眼中，抗癌明星们是一群飞过荆棘的美丽蝴蝶，蝴蝶在穿过荆棘的途中，有的被困难吓退了，最终被疾病夺去了生命；有的成功穿过了荆棘，成为最美的蝴蝶，让癌细胞在他们的生命面前望而却步。

癌症在普通人眼中意味着死亡，但对于我则意味着重生。漫长的抗癌经历，让我深深地感到精神不倒的强大威力。生命总是在挫折和磨难中崛起，意志总是在残酷和无情中坚强。我要用自己的亲身体会和微薄之力回报社会，帮助在迷茫徘徊的癌友们克服心理障碍，树立与癌斗争的必胜的信心和勇气。

我探访病友，鼓励他们树立治下去的勇气，从容面对人生，要有良好心态。我常对癌友讲“精神不垮，阎王对你没办法；精神垮了，神仙也没有救你的好办法。”使他们学会了用笑脸迎对厄运，用勇气战胜不幸。有位癌友感动地把我称为“引上抗癌之路的启蒙老师”。如今北京抗癌乐园的癌友生存超过5年的已达80%。

2000年，我所在的龙潭湖公园来了一位名叫黑屹的病友，她患的是弥漫型非霍奇金淋巴癌，已全身扩散，骨骼从头到脚几十处受侵，双肾、双乳也受侵，万念俱灰，没有勇气活下去了！当时，我也为她着急，及时地安慰她，帮助她，用自己抗癌的亲身体会告诉她癌症≠死亡；用抗癌乐园病友的事例鼓励她走出精神上的低谷，帮她树立起和癌症斗争的勇气和力量，并多次去她家看望她。癌症患者之间的交流是坦诚的，是亲切的，有时比亲人和医生的力量还大。从此，她的情绪变了，走出医院，走进抗癌乐园，从容面对人生，学会了用笑脸迎接厄运，用勇气战胜不幸。自己康复了，还要帮助他人康复，这是我们抗癌乐园的一项基本要求。

通过20年和癌症抗争，我深切体会到“癌症≠死亡”这句名言不是标语口号，而是一种科学的态度和对癌症的认知。人，不论是什么人，得了病都会死的，因病死亡是自然规律，但是有一点，我们不能让病吓死。癌症是可怕的，但是得了癌症精神垮了更可怕。我认为癌症在治疗和康复过程中，最关键的一条就是要有健康的心理。患了癌症，恐惧、悲观、绝望是人之常情，但不能总在焦虑、恐惧中度过，要敢于面对现实，寻找最佳的抗癌方法。我们北京抗癌乐园所主张的“以健康的精神为统帅，以自我心理调节为先导，首选西医，结合中医，坚持抗癌健身法锻炼，讲究饮食疗法，注意生活调理”的抗癌模式，已成为当今人类战胜癌症的最佳选择。北京抗癌乐园所提倡的“自强不息，自娱自乐，自救互助”的三自精神，已经鼓舞海内外众多癌友找回欢乐、找回健康，成为一种永恒的力量。

坚持康复“五诀” 乐观拼搏抗癌

岳鹤群

我今年80岁，1993年12月诊断为直肠癌，1994年1月在广西医科大附院做了根治手术。术后至今一直坚持康复“五诀”，现身体很好。

正确对待，情绪乐观

我原是一名卫生管理干部（原市卫生局长），当得知身患癌症后，同样也产生过恐惧、紧张、焦虑、悲观的复杂心理，心神不定，寝食不安，抱怨自己带病工作辛苦一辈子，“文革”中又遭长期迫害，退休了应该享受幸福晚年的时候，灾难偏偏降到自己头上，觉得太不公平，整日猜测自己还能活多久，因为癌症毕竟是当今威胁人类健康和生命的第一杀手。后来一想，这样下去不是办法，应该面对现实，很快调整了心态，及时地从愁闷中解脱出来，相信现代医学是不断发展，人类在不久将来有可能战胜癌症，特别是当前癌症基因研究已取得重大进展，癌症已有机会获得治愈，目前也有不少战胜癌症的治疗方法，如手术、化疗、放疗、中西医结合治疗。现实生活中也有不少患者通过综合康复治疗病情稳定，生活充实，情绪乐观，坚持工作，他们是生活中真正的强者，有的已生存了一二十年。从我自己来说也具有一些有利条件，如退休后没有工作压力，医疗、家庭环境尚好，只要坚定信心，坚持抗癌的毅力与恒心，听从医生指导，情绪乐观，积极治疗，平衡饮食，适度运动，就一定能取得好的治疗效果，早日康复不是不可能的。

从此，我保持轻松的心境，精神愉快，心态平衡，豁达开朗，善于自乐。在家种植花草，入校学习诗词，外出旅游，访亲问友，陶冶情操，遇事不怒，知足常乐，从不与人比高低，使自己的免疫功能尽快得到正常发挥。1998~2000 年我还应聘参加地区行风建设评议工作，深入基层，调查研究，并获得优秀行风评议员的称号。实践使我认识到心理健康是身体健康的基础，良好的心理状态是抗癌康复的关键，而良好的心理是要靠自己的心灵深处的不断转化。

合理膳食，素食为主

有关资料显示，1/3 的癌症与饮食有关。过去我饮食不正常，爱吃腊味、腌菜和肉、甜食，不爱吃蔬菜，基本上是“三高一低”（高热量、高脂肪、高蛋白、低纤维素）的饮食结构，经常便秘，这是我后来患冠心病与直肠癌的主要原因之一。经医生指导，在老伴的具体操作下，采用中国科学院食品营养研究所“金字塔”的食物结构，即塔底主要是各种谷物，如面食、大米、玉米、小米、荞麦、红薯等，塔的中部是蔬菜水果，塔的上部是肉类、家禽、水产、蛋类、奶制品，塔尖是脂肪、食糖来配制饮食。

癌症术后康复期，根据医生意见，在上述基础上又做了一些具体调整，坚持早餐吃好（牛奶半斤、鸡蛋1个、面包或包子1~2个）；中晚餐适度（七八分饱），主食（以大米为主，粗细杂粮搭配）4~6两，肉类（猪、羊、牛、兔、瘦肉或鸡鸭或鱼虾）2~3两，蔬菜（随季节市场变化，红、黄、绿、白、黑搭配，如西红柿、胡萝卜、南瓜、卷心菜、西兰花、青菜、豆类、白萝卜、木耳、紫菜、菇类等）0.5~1斤，水果半斤左右，脂肪（以植物油为主，搭配少许动物油）少许。改变过去偏食习惯，也不忌口。但熏、烤、炸、腌、腊、过夜菜、霉变食品坚决不吃，因为这些食品均含有各种不同的致癌物质。为控制食糖基本不吃零食。每天饮水1000毫升以上。执行上述饮食结构，我不但能保持足够的营养，控制自身各种慢性病的发展，血液检查如甘油三酯、总胆固醇等4项以及血液流变学检查，基本属正常范围，而且能每天保持大便通畅，体重始终维持在60公斤左右，符合自己理想的体重。

适度运动，持之以恒

生命在于运动，锻炼可提高自身免疫功能，而且是容易取得效果且经济方便的方法。但如何根据实际情况选择符合自己的运动方式，我则经历了一番探索。17年来，我练过一些健身气功，爬山、散步、盘球、练中老年医疗保健操，均收到了一定效果。随着自己年龄的增长，对运动项目也做了一些调整，要求运动适度，不超负荷。早晨我坚持爬山，在山上做医疗保健操共约一个半小时，晚上沿江散步2公里，除暴风骤雨外，基本能坚持，睡前按摩脚底，上床做腹部按摩。

从运动中我深切体会到必须要有坚强的毅力和意志才能持之以恒，动作一定要规范到位才能收到良好效果。

平时我也较为注意生活规律，自我保健。按时作息，坚持午睡。上午适当阅读书报，下午参加一些文化娱乐活动，少去环境污染的场所，多去空气新鲜、环境幽雅、绿树成荫的地方。勤洗澡、勤更衣、勤剪指甲、勤开窗换气，预防感冒，吞咽唾液，适度饮绿茶。从不抽烟、不喝白酒。对“七情六欲”喜怒哀乐悲恐惊能自我控制，平静对待。

家庭关爱，组织关怀

我和老伴结婚56年，风雨同舟，休戚与共，坎坷一生。她为我辛劳一辈子，本想退休后共度一个幸福晚年，不料我患了直肠癌，使我们又一次经受了严峻的考验。我3次手术（其中1次是前列腺电切汽化手术并发大出血），除医护人员精心医治外，老伴则用她真挚的爱心，精心照顾，一次次伴随在我的床边，日夜守护在我的身旁，为我擦身，侍候大小便，想我所想，急我所急，以我痛而苦，以我乐而乐。在病房中，不但安排我听音乐、看电视，分散我的注意力，而且根据医嘱为我跑市场配制营养餐，甚至累得病倒也无一句怨言。儿子也日夜轮班守护。在整个治疗康复中，老伴始终是我坚强的精神支柱、得力的营养调剂师、至尊至圣的守护神。她安慰我、鼓励我，在我面前总是谈笑风生，讲知心话，帮我解除心理压力。经常翻阅书籍报刊、看电视，寻觅治疗康复信息，配制抗癌膳食，不因我患癌症增加家庭负担、消耗她的精力而感到烦恼而不快，而是更加宽容体贴和关心，使我真正体会到“疾风知劲草，患难见真情”的真实内涵。

在我手术和康复的过程中，市委、市政府、人大、政协的领导同志在百忙中前来探望，卫生局、医院的领导和医护人员给了我很大帮助和照顾。家庭的关爱，组织的关怀，亲朋的关心，子女的孝顺，我都受到莫大的鼓舞与安慰，“风雨人生路，处处有亲人”，使我更有信心和毅力与癌魔做斗争。

定期复查，预防复发

定期复查是综合治疗的继续，也是科学评价治疗效果的重要方法。因为癌症的治疗效果是用年生存率来评价的。我做根治手术3个月后开始复查，一年做三四次复查，检查项目包括血常规、肺部X线片、肝功能、血清癌胚抗原（CEA）定性定量、B超、(肝、胆、脾、肾、腹主动脉淋巴结)、纤维结肠镜。3年后每半年检查1次，5年后每年检查1次，坚持至今。每次检查结果基本正常，未发现转移复发。由于我白细胞偏低、体质差，从第二年起停止化疗，坚持服中药调养，采用活血化瘀、软坚散结、补气补血、扶正去邪等方法辨证施治和注射人胚胎素、干扰素，以增强免疫功能。同时在医生指导下，有针对性的服用一些保健品，如西洋参、红参、灵芝、蜂王浆冻干粉、冬虫夏草、蛋白质粉、天然B族维生素等。

总之，一定要遵照医嘱定期复查，不要嫌麻烦、怕痛苦或认为没有发觉症状而疏忽大意，这样很容易贻误治疗而遭不测，最后悔之晚矣。

由于我坚持上述康复做法，十几年来精神愉快，饮食正常，癌症得到基本康复，健康状况有了很大进步。2001 年 11 月，我参加市癌症康复协会，成为一名癌症康复工作志愿者，作为群体抗癌的一员，与癌友们聚会“话疗”，相互交流康复经验，心情舒畅，其乐无穷。2002 年 4 月原河池地区癌症康复协会授予我“抗癌勇士”光荣称号。我决心与全市癌友一道，为癌症康复事业献出自己的爱心。

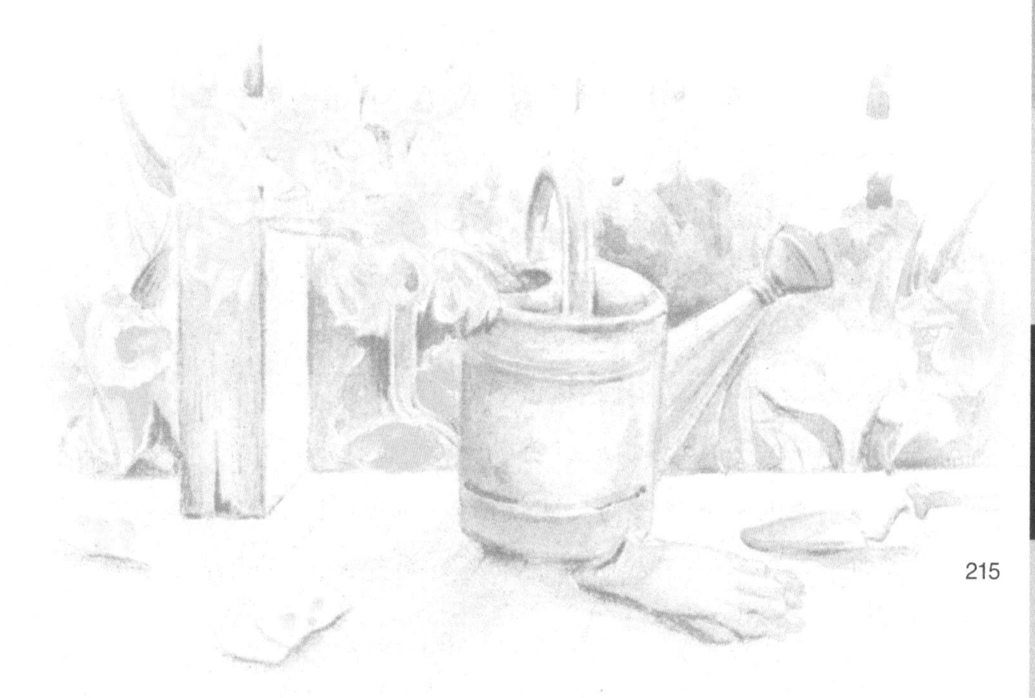

保持一个好心态

田守光

我们常说抗癌，与癌症做斗争。人得了癌症，就觉得走上了绝路，致使很多原本可以康复的患者，却因此走上了一条令人十分心痛的不归路，过早地离开了他们十分不愿意离开的亲人。

我今年66岁。32年前，我被诊断为喉癌。这些年的抗癌经历告诉我，癌症患者最重要的是保持一个好心态。

当时，我听说是喉癌的诊断，真的有如晴天霹雳。心一下就死了，或死了一大半，心死，精神就垮了。我在绝望与无助之下，做了全喉切除手术。全喉切除，就证明我今后再也不能说话了。我乱了方寸，紧张，害怕，不知以后的路怎么走。在短短的5个月里，我一共做了3次手术，绝望的我不知道自己还能活几天。在病区医护人员的开导下，我慢慢地冷静下来，根据自身情况，面对现实，积极治疗。

随着治疗效果越来越好，我的身体也慢慢地康复了，我从绝望、无助中又重新看到了光明，这使我又增加了活下去的勇气。在抗癌的这32年中，我总结出了以下几点：

1. 加强体能锻炼，进行有氧运动。调整好情绪，保持身心健康才能达到康复的目的。实践证明，癌症病人共同特点就是情绪低沉，思想压抑，从而削弱了免疫功能，对身体康复有很大影响。

2. 改变以前不好的生活习惯和饮食习惯。我常常问自己，在同样的环境下，别人不生病，我为什么患上重病？老天为什么对我这么不公平。后来我认真思考，这与我不良生活习惯也有很大关系。于是，我开始保持规律的生活，养成早睡早起的习惯，坚持适当的体育运动，做些力所能及的工作。饮食上，我本着过去爱吃的少吃些，多吃青菜、水果，不偏食，主食以杂粮为主。

3. 美满和谐家庭，也是战胜癌症的重要条件。我的妻子持家有道，后院平静、无事，我不受任何干扰，全身心投入治疗、康复，心情舒畅。平时自己也适当做些家务，既帮了妻子也锻炼了身体，增加了活下去的动力。可能是劫后重生的原因，现在我感觉自己是世界上最幸福的人。

在术后的康复期间，我参加了医院举办的无喉患者食管发音班，学会了用食管发音。能够重新开始说话，与人正常交流，这对我来讲是天大的事，这给了我重新回归社会的巨大的信心和勇气。

自此，我积极参加单位、社会组织的活动，帮助和我一样的病友，开导那些有不安情绪、恐惧心理的患者，进行沟通，清除顾虑，使他们相信“癌症不等于死亡”。鼓励癌友，珍惜生命，热爱生活，增强信心，战胜癌魔。重新回归社会。在这32年抗癌过程中，我有成功的经验，也有失败的教训。在此期间，我看到有不少癌症患者活下来，但更有很多的患者早早地离开了我们，永远地离开了我们。我苦苦阅读了很多有关方面的报章杂志，潜心学习了不少古今中外有关抗癌和养生方面的书籍，进行长时间深入细致的思索，用我所学到的知识去帮助别人。我还协助北京市、天津市、山西省、大连市、安徽省和浙江省等地医院办无喉患者食管发音班，使更多病友能重新讲话。

最后，我要谢谢为我治病的医务工作者，有了他们才有了我活下去的信念。我觉得有句话来形容他们再恰当不过了：爱在左，同情在右，走在生命路的两旁，随时播种，随时开花，将这一径长途点缀的花香弥漫，使得穿枝拂叶的人踏着荆棘不觉得痛苦，有泪可落却不觉悲凉。